あなたのこども、そのままだと近視になります。

慶應義塾大学医学部眼科学教室教授
坪田一男

ディスカヴァー携書
178

目次

第2章 近視に関する噂を科学的に検証する

第3章 近視の原因はバイオレットライト（紫光）不足だった！

第4章 目は、見えない光も見ている

第5章 近視とエイジング～さらなる仮説 133

第6章 近視の予防と治療に向けて～今までの近視の矯正と治療 145

第9章 バイオレットライトで近視を予防するために

はじめに

近視が、全世界的に増えている

子どもたちの近視が増えている

最近、子どもたちの近視が増えているような気がしませんか？　実際に自分のお子さんが近視、または周囲に近視の子どもが多いことから、心配しているお母さんやお父さんも多いでしょう。

眼科医である私も、子どもたちの近視に関して、海外のような大規模な疫学調査を日本国内でやってみたいとかねてから思っていました。そんな折、公立小学校で校長先生をしている親戚のMちゃん（昔からこう呼んでいるので）から「保護者や教師たちに向けて目の話をしてほしい」と頼まれて、屋外環境と近視の話をする機会に恵まれました。

すると、この話を聞いた保護者や教職員の皆さんからの反響がすごい！　「ぜひとも本校の子どもたちの近視予防に介入してください」と熱望され、直後にその小学校全児童の近視検査を実施することになりました。

このときの講習会の後で集めたアンケート結果を見ると、お母さんたちが近視に関心を寄せていることがとてもよく分かります。たくさん寄せられたアンケートの中からいくつかをご紹介しましょう。

「我が家は両親ともに近視でメガネをかけているので、いずれ子どももメガネが必要になるだろうと諦めていました。しかし、先生のお話を聞いて、**環境によって近視を防ぐことができる**と知り、すぐにでも実践しようと思いました」

「今回、子どもの近視に関するたいへん興味深いお話を聞くことができました！　**予防方法は子どもだけでなく私たち親にも当てはまる**ことですので、とても参考になりました。今週末は、家族で公園にピクニックに行こうと思います」

「**両親ともに視力は良いのに長男が急に近視になり、ゲームやスマホなどの時間は短いのになぜかなぁ**と不思議に思っていました。しかし、先生のお話を聞いて納得！　生活環境を改善して、少しでも近視が進まないようにしていこうと思います」

「先生のお話を聞くまで、近視がこれほど広まっているとは知りませんでした。また、**失明のリスク**が高いことも知らなかったので、とてもたいせつなことを教えていただき感謝しています」

ここでお母さんたちが書いていることの中に、この本の中で紹介するある発見のヒントが隠れています。今回私たちが発見したのは、子どもたちを近視から守るためのたいせつなポイントです。

気づけば、周囲は近視の人ばかり

今この本を読んでいるあなたも、メガネやコンタクトをしているかもしれませんね。自分が近視でないにしても、周囲に一人も近視の友人や家族がいないという人はいないでしょう。メガネやコンタクトによる煩わしさはあるものの、それでも特に問題なく日常生活を送れているはずです。

そのおかげで、一般の人たちはもちろん、私たち眼科医でさえも「近視はたいした病気ではない」と思っていました。今でも多くの人がそう感じているはずです。正直に言えば、私自身も以前は「近視くらい」と思っていました。

しかし、「ここまで一気に近視が増えるのはやはりおかしいんじゃないだろうか？」と思うことが増えてきました。まわりを見れば近視の人だらけ。先日も、眼科学教室に実習を受けにやってきた10人の医学生のうち8人がメガネでした。聞くと、残りの2人はコンタクトレンズだと言います。なんと近視が１００％だったのです。

近視の増加は、私たちの身の回りだけの現象ではありません。**近年、世界中で爆発的に近視の人が増えている**のです。文部科学省の調査（２０１３年度学校保健統計調査）では、裸眼視力が０・３未満の小学生は、１９７９年に比べて３倍以上も増えています。しかも、裸眼視力０・３未満の人の割合は年齢が上がるにつれて高くなり（２０１３年は約33％）、高校生の近視率（裸眼視力１・０未満）は65％にものぼります（図０－１）。

図0-1 「裸眼視力1.0未満の者」の割合の推移

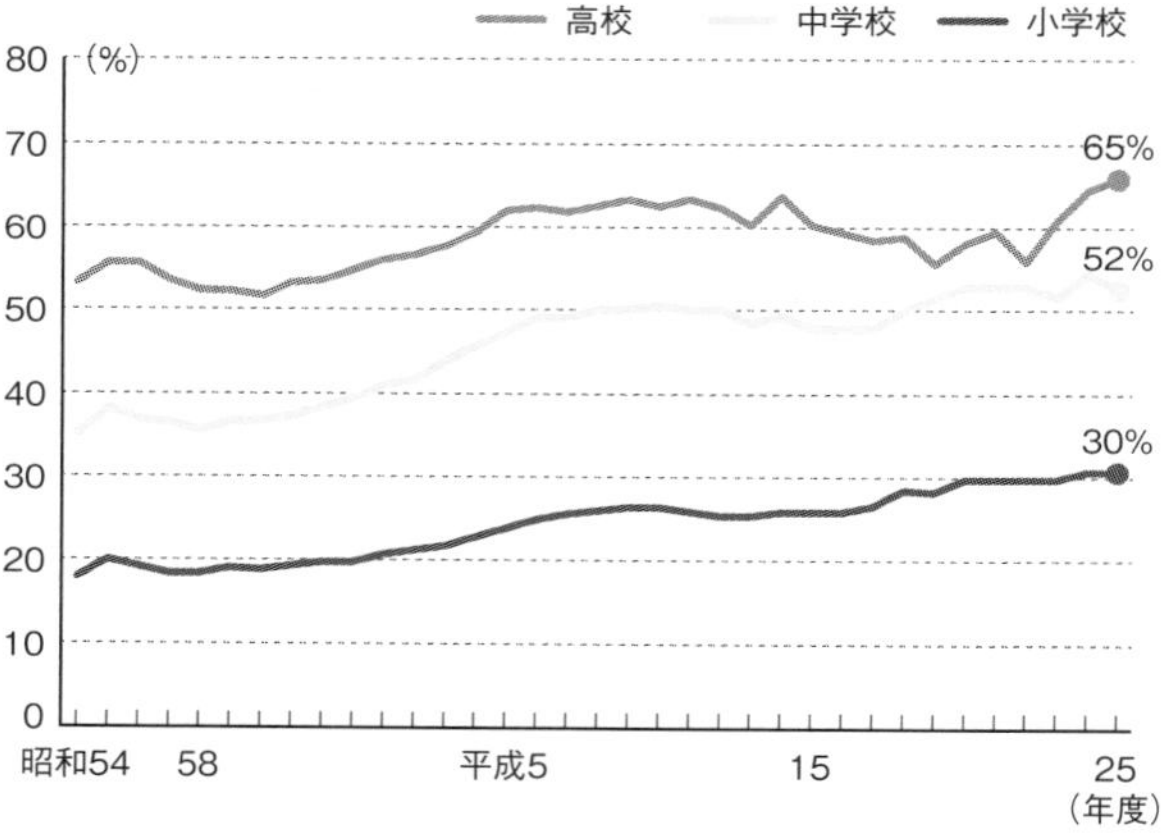

日本でも裸眼視力が1.0未満の子どもが徐々に増えていて、高校生になると65%にもなります

文部科学省（2013）『平成25年度学校保健調査速報』より

２０１５年、科学雑誌Natureに発表された『The Myopia Boom』（近視大流行）というタイトルの論文によれば、世界の全人口の１／３にあたる25億人が２０２０年までに近視になると推測されています。

特にその勢いが顕著なのが日本をはじめとした東アジアの国々で、香港、台湾、シンガポール、韓国では、１９５０年からの約60年間で20歳以下の近視の人が４倍程度も増加しています。**その増え方はパンデミック並み。**ほかにも近視の著しい増加を示す疫学データが多数あり、ＷＨＯ

（世界保健機関）が「ハザードレベル」と明言するほどです。

本来、パンデミックとは、感染症の世界的流行を指す言葉です。近視が何らかの感染を起こすなどということはありえません。しかし、ここまで一気に増えたのには何か共通の理由があるはずです。

そもそも近視とは、近くは見えても遠くが見えにくくなる症状のことで、「病的近視」と呼ばれるほど進行した近視でなければ、メガネやコンタクトで矯正すれば普通にものを見ることができます。

問題は、数が増えていることだけではありません。これまで、近視は子どものうちになるもので、成長とともに徐々に悪くなったとしても大人になるとそれ以上近視は進まないものだとされてきました。

実際、多くの人は大人になると近視の進行が止まるのですが、**最近では大人になっても近視の進行が止まらない人が増えています**。

強度近視がさらに進み、一部が病的近視となり、最終的に失明してしまう人も少なくあ

表0-1 失明の原因トップ5

視覚障害者手帳交付の原因疾患	
第1位	緑内障
第2位	糖尿病網膜症
第3位	網膜色素変性
第4位	黄斑変性症
第5位	**強度近視**

『網膜脈絡膜・視神経萎縮症に関する研究 平成17年度総括・分担研究報告書42. わが国における視覚障害の現状』より

りません。

日本の失明率（視覚障害者手帳交付の原因疾患）の第5位は強度近視によるもので、この割合は年々上がっています（表0－1）。特に、近視の強い人ほどその確率が高い傾向にあります。

昔から、近視の一部が失明に至ることは分かっていました。

しかし、近視から失明に移行する人の割合が一定だとしても、近視の人がこれだけ増えているとなると、失明する人の数もかなり増えることになります。

こうなると「たかが近視」と見過ごすことはできません。

近視の本当の原因は知られていない

　では、なぜこんなに近視が増えたのでしょうか？　これまで近視の原因とされてきたのは、ほかの病気と同じように「遺伝」と「環境」です。がんになりやすい遺伝子を持っている人がたばこを吸うと肺がんになりやすいし、そのような遺伝子を持っていない人がたばこを吸っても肺がんになりにくい、といったことと同じ考え方です。

　近視の場合にも、近視になりやすい遺伝子を持つ人が、近視になりやすい環境や生活にさらされることで近視になると考えられてきました。

　しかし、近年の近視の傾向を見てみると、中国、日本、韓国といった東アジアの国に圧倒的に多いことが分かります。中国では、中学校に入学する時点で4割の子どもが近視になり、20歳になる頃には8割に達しています。

　今や「近視は東アジアに多い」ということは世界的にも知られていますが、かつてはア

図0-2 東アジアでの近視の増加

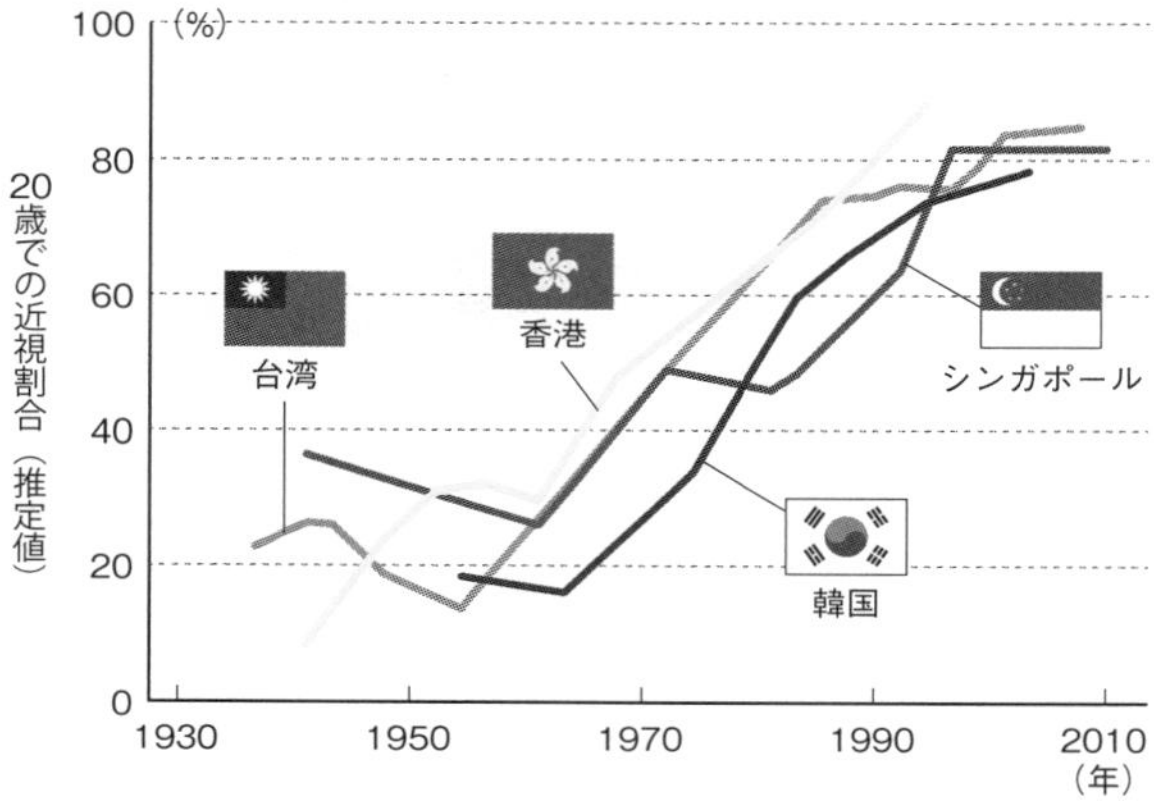

香港、台湾、シンガポール、韓国といった東アジアの国々では、過去60年間で20歳以下の近視の人が4倍程度も増加
Elie Dolgin（2015）『The Myopia Boom』（Nature）より

ジア諸国でもこんなに近視の人がいたわけではありません。Natureのグラフ（図0－2）にもあるように、**東アジアの国々で近視が増え始めたのは60年代以降のことで、以来、爆発的とも言えるスピードで急激に増えています。**

しかも、ここのところアメリカでも近視の人が増え始めていて、かつてのアジア諸国と同じような増加曲線を描いていることから、世界的に近視に対する危機意識が高まっているのです。

このようなデータから分かることは、近視における「環境」の影響の大きさです。近視になりやすい環境としてすぐに思い浮かぶのは「勉強」でしょう。実際、勉強ができる人ほど近視が多いというデータもありますが、そのようなデータがあるのはアジアのみで、欧米では勉強説を裏付けるようなエビデンス（科学的根拠）は出ていません。

次によく聞くのが、「本を読むと近視になる」という説。これについても、読書と近視の相関を認める研究がある反面、読書と近視には相関はないとする研究もあり、確実なエビデンスとは言いにくい状況です。

では、コンピュータやスマートフォンの影響はどうでしょうか？　近年のデジタル機器の登場により、目に対する負担が増えていることは明らかです。デジタル機器関連の研究も増えていますが、まだその関係が明らかになるような研究結果は出ていません。

今のところ、近視のエビデンスとして確立されているのは、**小学生から高校生までの間にもっとも急激に近視が進行する**ということ。また、両親ともに近視の人は近視になりやすいことが分かっていますが、双子の研究から、**遺伝は近視のなりやすさを決める要因の5割にしかなりえない**ということも分かっています。同じ遺伝子を持つ一卵性双生児でも、近視になる人と近視にならない人がいるのです。

図0-3 屋外活動は近視の進行を抑制する

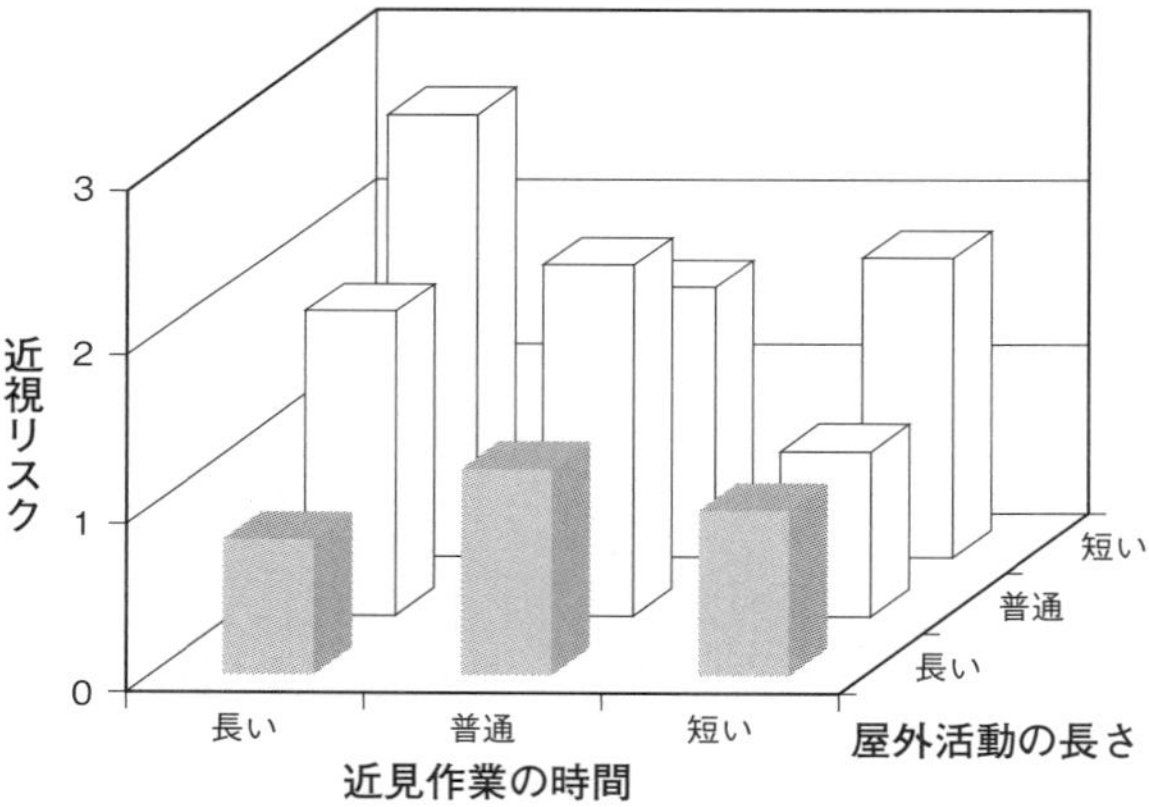

Rose KA et al. (2008)『Outdoor activity reduces prevalence of myopia in children』(Ophthalmology) より

そんな中、すべての研究者が近視の要因として唯一認めているのが「屋外で遊ぶ時間」の影響です。この説が言われ始めたのは10年くらい前のことですが、勉強や読書などよりも明確に近視との相関が認められています（図0－3）。

外で遊ぶことで近視になりにくくなる理由としては、いくつかの因子が考えられます。そのひとつがビタミンDの影響です。日光を浴びることによって体内で生成されるビタミンDは、カルシウム産生など健康に関わる重要な物質です。近視と関係があるのではないかと考える研究者もいますが、複数の研究を統合して分析するメタアナリシスにより、ビタミンDと近視には直接的な関係はないことが明らかになっています。

また、外で体を動かすことで近視が抑えられるのではないかということを調べた研究もありますが、屋内の体育館などでの運動は近視の抑制に関係ないことが分かっており、運動そのものよりも外にいることに大きな価値があると考えられています。

しかも、**両親ともに近視でも外で1日2時間遊んでいた子どもは近視にならない**というほど、「屋外活動」の近視抑制効果は高いのです。

注目すべきは「屋外活動」

さまざまな「近視のエビデンス」の中でも、唯一確実だとされているのは「外で遊ぶと近視になりにくい」というものです。できるだけ長時間外で遊ぶことがたいせつだとされていますが、「毎日1時間以上」「毎日2時間以上」「週14時間以上」などなど、近視抑制効果があるとされる「外で遊ぶ時間」については研究者によってかなりのバラツキがあります。

というのも、**どうして外で遊ぶことで近視を防ぐことができるのか、そのメカニズムが明らかになっていない**ので、目安となる時間を算出することができないのです。

本書のテーマは、外で遊ぶことがなぜ近視抑制効果を持つのかを明らかにすることです。未知の部分も多いこのテーマについて、私たちは世界で初めてそのメカニズムを発見。すでに治療への応用まで考えています。

詳しくはこれから本書の中でじっくりご紹介していきますが、**現代社会で失われていた「ある特定の波長の光」が影響**していることを見つけました。とはいえ、まだ、私たちの発見は「絶対」であると断言できる段階ではありません。

たばこの肺がんへの影響が分かったのは約80年前ですが、その後かなりの検証と議論が重ねられ、その関係が実証されて社会で認められるようになるのには何十年もかかりました。私たちが示す仮説は、たばこと肺がんの関係が見つかった時代と同じくらいの段階かもしれません。しかし、私たちは、この新しい発見を活かし、近視を予防・治療して、多くの患者さんに快適な視界を届けたい、そう願っています。

なぜ「屋外活動」か、世界はまだ気づいていない

2015年9月に中国で開催された国際近視学会には、世界中から300人くらいの眼科医、研究者が集まっていました。それだけ世界では近視研究が盛り上がっているのです(残念なことに、日本から参加したのは私たち慶應眼科グループのみ。だからこそ、私たちが近視研究・近視治療において日本のリーダーを目指さなければという意欲が湧いてきました)。

特に中国は近視の問題が深刻で、中国の都市部では、失明原因の第1位が近視。そのため、約20億円の予算を投じて、立派な近視研究拠点を5つも設立し、最先端の近視研究に取り組んでいます。

その学会でも屋外活動の重要性についての発表がいくつかありました。しかも、屋外環境が重要となる理由として「光」に注目しているグループが少なくありません。

私たちは、「ある光」を世界に先駆けて発見し、研究を進めています。そのため、ほかにも「ある光」に着目しているグループがあるのではないかと内心ドキドキしていました。しかし、そのようなグループはまだなかったためほっとため息。光に着目している研究者たちの間でも「特定の範囲の波長が重要なのではないか」「光の強さだ」「光に当たる時間だ」などなど議論は割れており、確かなエビデンスがあるグループはないようでした。

この学会には、光以外のファクターに着目しているグループも多数参加していました。また、近視になる遺伝子を探す大規模プロジェクトも進行しているとのこと。強度近視に関わるいくつかの遺伝子が見つかっているほか、モデルマウスの作成に成功するなど、私たちの研究にとっても参考になる発表がたくさんありました。

近視治療の3ステップ

周囲には近視の人がたくさんいて、研究の分野では近視に関する論文が次々に発表されているという状況。そしてなにより、あまりに急激な近視の増加に、眼科医として危機感を抱いていました。

２０１５年、ＡＲＶＯという眼科医療における最大の基礎研究学会を主催させていただきました。いつもなら専門であるドライアイ関連のセッションを中心に聞いて回るのですが、慶應眼科チームとして近視のセッションを全部聞いて回りました。

この学会でも近視は大ブームで、どの会場もあふれんばかりの聴衆でした。参加者たちからは「近視の問題を解決しなければいけない」という情熱が満ちあふれていました。

20年前に出版した『近視を治す』（ブルーバックス）という拙著では、「いつか近視を治す方法を自分たちで見つけて、介入できたらうれしい」と書きました。この本は、当時最新の治療として認知され始めたレーシック手術のことを紹介するもので、レーシックにより近視を矯正できるということを書いています。しかし、レーシックでは、近視になることを防いだり、進行を止めたりすることはできません。

でも、**今回の発見がきっかけとなり、「近視そのものを予防する、治療する」という夢がかなうかもしれない**のですから、私たちは今とてもワクワクしています。

私たちの発見だけでなく、世界中で近視に関する疫学研究が進んでいます。それらの中には「近視を治す」ことに役立つヒントが多数あると考えています。

そこから、私たちは「近視の原因」を探り、その先の「治療」へと進めていくつもりです。「近視の治療」としては次の3つのアプローチを目指しています。

1　近視にさせない。
2　近視を進ませない。
3　失明させない。

今までの治療は「なってしまった病気を治す」というやり方でしたが、私たちが目指しているのは病気になる前に介入する「先制医療」です。

ここから先のページでは、今の近視を取り巻く状況を説明しつつ、私たちが発見した近視を防ぐ方法を紹介していきます。

中にはメカニズムに関する内容もあり、少し難しく感じるかもしれませんので、そんなところはさーっと目を通すだけで十分（各章の最後には参考文献や論文を掲載していますので、もっと深く知りたいという人はぜひそちらも！）。また、対策をすぐ知りたいという方は、第8章をまず読んでみてください。

大事なのは近視を防ぐ方法です。この方法は安全な近視予防となるだけでなく、現代社会が失ってしまったものを取り戻すきっかけにもなると考えています。そして、この本をきっかけに、自分や家族の近視の進行を止めることに役立ててもらえることが眼科医としていちばんの望みです。

【参考文献】

・Elie Dolgin（2015）『The Myopia Boom』（Nature）
・Ian G Morgan, Kyoko Ohno-Matsui, Seang-Mei Saw.（2012）『Myopia』（Lancet）
・文部科学省（2009）『学校保健統計調査』

第1章

そもそも、近視とは？

目と視覚のしくみ

近視について知る前に、まず「目」について知っておきましょう（図1－1）。**目は「光」をキャッチして「色」や「画像」を「見る」ことができる感覚器です。**

ヒトの眼球の中は、光を通すための透明なガラスのようなもの（硝子体）でできています。眼球の外側にある「角膜」は、直径約10㎜、厚さ約0・5㎜の透明な膜で、目の中に光を入れる役割を担っています。その奥の「水晶体」と呼ばれるレンズでピントを調節し、フィルムにあたる「網膜」で像を結びます。

私たちは、目の前にあるものを「見ている」と感じますが、実際には網膜がキャッチした光を電気信号に変換し、その信号を視神経というケーブルを通して脳に伝え、コンピュータが画像処理をするように脳内で「像」に変換しています。このとき、像がクリアに映るように、水晶体は厚みを自在に変えてピント調節をしています。

図1-1 目の構造

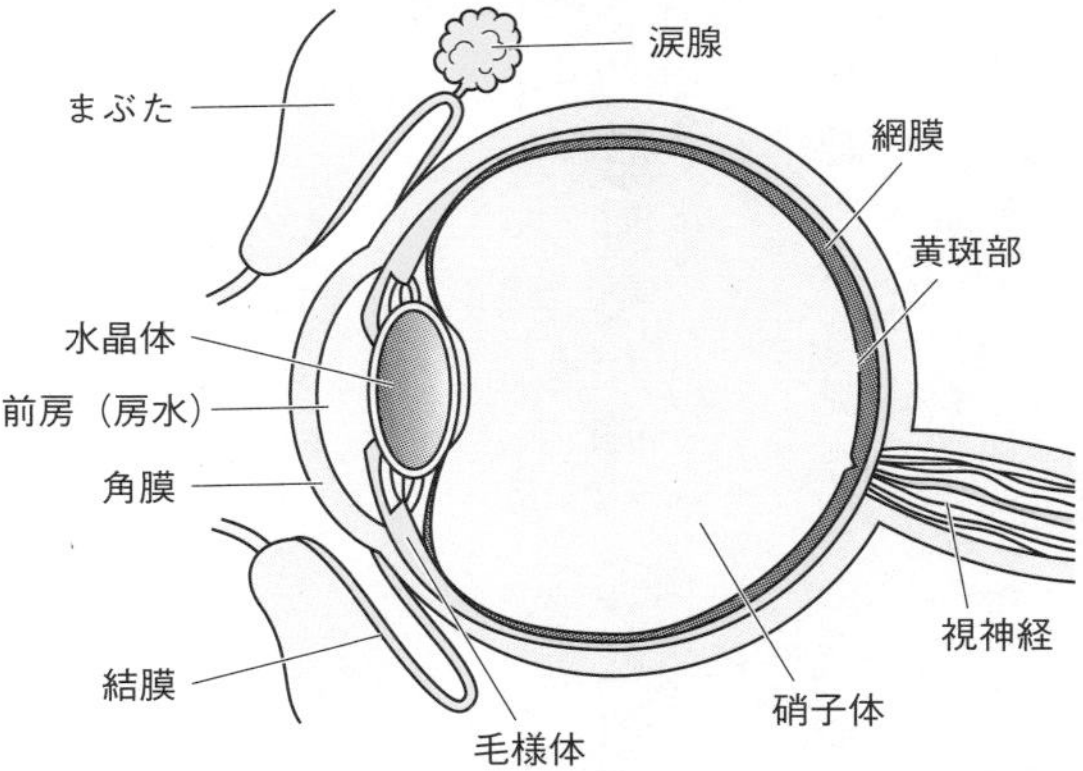

目の奥にある網膜でピッタリとピントが合うように、レンズの役割をする水晶体がピントを調節する

人がものを見るには「光」が欠かせないわけですが、太陽から降り注ぐ光（電磁波）のうち人が見ることができるのは「可視光」だけです。文字どおり、見ることができる光である可視光は、電磁波のうち360〜780nm（1nmは1mの10億分の1）の波長の光のこと。それよりも波長の短い紫外線、波長の長い赤外線を見ることはできません。

可視光であっても、明るすぎたり暗すぎたりすると一時的に見えにくくなりますが、薄暗いところでも徐々に目が慣れてきて見えるようになる「暗順応」、逆に明るいところでも見えるようになる「明順応」など、優れた調節機能を持っています。そのようにして、人類は夜や曇りの日など、さまざまな状況において屋外で活動できるように進化してきたのです。

そして、今回の「近視についての発見」においても、光の影響がとても大きいことが分かりました。なので、まずは「ヒトは光でものを見ている」ということを、しっかり頭に入れておいてください。

眼軸長が伸びると近視になる

近視とは、近くは見えるものの、遠くが見えにくくなる病気です。角膜で捉えた光を、水晶体の屈折によりクリアに見えるようにして、網膜でピッタリと像を結ぶ（ピントが合う）ようにするのが「よく見える」状態。近くでも遠くでもピントが合い、鮮明に見えるのが「正視眼」です。

図1-2 光が結像する位置と遠視・近視の関係

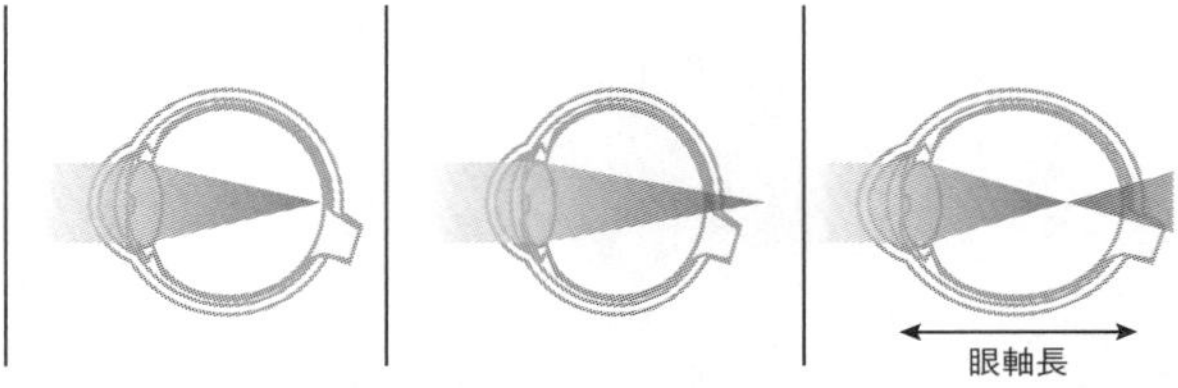

入ってきた光が網膜で像を結ぶことができれば「正視」だが、網膜より後ろなら「遠視」、網膜より手前なら「近視」となる

ところが、何らかの理由により、**網膜よりも前方で像が結ばれてしまい、遠くのものにピントが合わない状態になってしまっているのが「近視」です。**そのため、近くは見えるけれど遠くが見えにくくなってしまいます。

逆に、網膜より後方で像を結んでしまうのが「遠視」で、近くにも遠くにもピントが合いません（図1－2）。

近視の原因としては、水晶体によるもの（屈折性近視）と、眼軸と呼ばれる目の長さによるもの（軸性近視）の2種類があります。

ひとつ目は、水晶体が伸び縮みしにくくなり、ピントが近くに固定されたままとなり、遠くが見えにくくなってしまうものです。昔よく聞かれた「学校近視」や「仮性近視」というのがこの近視のことで、近くをずっと見続けているせいで毛様体が痙攣して、水晶体の動きが悪くなることが原因です。

ただし、**その症状は一時的なものなので、痙攣を止めれば治るとされています。**毛様体の痙攣を止めて水晶体の緊張をほぐす点眼薬などが治療に使われます。

問題なのは、ふたつ目の、眼軸長が長くなるために起こる近視です。日本の成人の眼軸長の平均は24㎜程度なのですが、この長さが数㎜でも長くなると、目の奥で像を結ぶ役割を果たす網膜までの距離が長くなり、ピントが合わせにくくなります。

最近の研究では、従来「学校近視」とされてきた近視のほとんどが、この眼軸長が長くなるタイプの近視であることが分かってきました。

実際には、角膜から網膜までの長さだけでなく、角膜の形と角膜と水晶体を足したレンズ径（カーブ）なども関係してきます。

そのため、レーザーで角膜の表面をフラットにして焦点を後ろにずらすレーシック手術で、ピントを合わせやすくする治療（矯正）が可能です。

ただし、レーシック手術は近視の矯正をするものであって、眼軸長が伸びることを止めるものではありません。

眼軸長が伸びることにより生じるのは近視だけでなく、網脈絡膜萎縮、網膜剝離などのさまざまな障害が起きる可能性があります。だからこそ、「眼軸長の伸展」を予防・抑制する必要があるのです。

少し脇道にそれますが、レーシック手術をすることで近視の進行が抑制されることが、京都府立医科大学から発表されました。実はこれは、私たちの仮説ともよく合う結果です。レーシックにより近視の進行が抑制されるメカニズムについては、別の章であらためてご説明したいと思います。

子どもの近視が増えているのはなぜか？

人間の赤ちゃんは遠視の状態で生まれてきて、成長とともに角膜や眼球がふくらみ、徐々に網膜に像を結べるレンズに育っていきます。また、視神経も少しずつ育ち、３歳を超える頃に大人と同じくらいの視力になると言われています。

このように、**成長とともに子どもの目は成長する**ものであり、眼軸長が伸びること自体は正常な成長のプロセスです。生まれたときの眼軸長は17㎜程度とかなり短く、大人になると平均24㎜まで伸びていきます。このプロセスで遠視から近視へと進むのです。

それでも多くの場合は、成長期がすぎた頃に身長の伸びと同時に眼軸長も伸びなくなり、近視の進行も止まります。このとき、ちょうどいいところで眼軸長の成長が止まれば正視眼になるわけですが、眼軸長が成長しすぎてしまうと矯正が必要なレベルの近視になってしまいます。小学生から高校生という成長段階にある子どもで近視が進むのはそのためです。

過去１００年で見ると、子どもの平均身長の伸びは著しく、14歳男子で18・５㎝、女子で13・８㎝も伸びています（文部科学省『学校保健統計調査』より）。それだけ子どもたちの成長が著しいということで、こういった要因も、近年になって近視の子どもが増えたことと相関があるかもしれません。

問題は、この時期にどれくらい眼軸長が伸びてしまったか。強度近視の人の眼軸長は、26～30㎜、中には30㎜以上の人もいます。眼軸長の数字だけを見るとわずか数㎜のことですが、実はこの数㎜が目の焦点を合わせるうえではとても重要なのです。

眼軸長の平均24㎜に対して26・4㎜は1・1倍。これを身長に当てはめて考えてみましょう。たとえば、日本人男性の平均身長は約170㎝で、これの1・1倍ならば187㎝。190㎝近い身長というのは、若い世代の人でもかなり大きな人の部類に入るでしょう。このとき、眼軸長の差はわずか2・4㎜です。

では、眼軸長が33㎜になるというのはどういうことになるでしょうか？　同じように身長に換算して考えると、170㎝に対して、約234㎝！　かなり特殊な成長を遂げた人と言わざるを得ません。

このように眼軸長の平均を身長に照らし合わせてみると、わずか数㎜がいかに大きいかが分かります。

大人になってからも近視が進む人が増えている

日本を含むアジア各国で近視の人が爆発的に増えている理由としては、子どもの近視が増えているのがいちばんですが、大人になってからも近視が進む人が増えていることも無視できません。

本来だと、身体の成長が止まれば眼軸長の伸展も止まるはずです。大人になっても眼軸長が伸び続けるのはなぜでしょうか？　実はここに「現代人の生活スタイル」が影響しているのではないかと私は考えています。

詳しくはこの後で説明しますが、**眼軸長の伸展には「ある光」の影響が大きい**ことが分かってきました。この光は子どもたちの健康的な成長に欠かせないものですが、大人にとってもたいせつです。しかし、現代人の生活にはこの光が著しく欠損しています。それにより、子どもの近視が増えると同時に、近視が進む人が増えているようなのです。

近視を示す数値「ジオプター（D）」

近視かどうかのチェック方法としては、アルファベットの「C」のようなランドルト環と呼ばれる記号を使い、切れ目の向きを答える「視力検査」がよく知られています。

この検査は5m離れたところから計測した「遠見視力」を調べることが目的で、1・0とか0・7といった馴染みのある数値で視力があらわされます。黒板の文字が見えることが子どもたちにとってたいせつだと考えられてきたことから、学校の健診などでは遠見視力が測定されているのです。メガネやコンタクトレンズなどで矯正した状態で1・0にできれば、医学的にも問題ないとされています。

ただし、この方法では屈折異常の状態を正しく把握することができません。そこで、その人の**ピントのズレ具合を数値化した「ジオプター（D）」という単位が眼科医や眼鏡店**

などでは使われます。メガネの処方せんを見たことがあったり、使い捨てタイプのコンタクトレンズを使っている人などは、レンズのケースに「－２・０Ｄ」などといった数字が書かれているのを見たことがあるかもしれませんが、その数字がジオプターです。

ジオプターとは、角膜や水晶体がピントを合わせるのに必要なパワー（屈折力）を数値化したもので、近視側にいけば「マイナス」、遠視側にいけば「プラス」となります。

近視の場合、ジオプターの計算は、ピントが合わせられる距離で決まり、目の前１ｍでピントが合う場合は「－１Ｄ」。この距離が50㎝ならば「－２Ｄ」、25㎝なら「－４Ｄ」というように、**ピントが合う距離が短くなるにつれてジオプターの数字は増えていき、近視の程度が上がっていきます。**

眼科では、－３Ｄまでは軽度近視、－６Ｄまでは中度近視、－６Ｄ以上は強度近視としていて、強度近視になると失明や合併症のリスクがかなり高くなることが分かっています。－10Ｄ以上を最強度近視と呼ぶこともありますが、－10Ｄでは目の前の10㎝先までしかハッキリ見ることができません。

遠視の場合は、網膜の後ろでピントが合っている状態を戻すのに必要な屈折力によって「＋2D」「＋4D」というようにあらわします。

また、無限に遠くまで見える「正視」の場合は「0D」となります。

「強度近視」のままだと、恐ろしい「病的近視」に至る

近視の中でも、－6D以上を「強度近視」と呼びます。－6Dの人は、目の前16㎝までしかピントを合わせることができません。

ちなみに、私がこれまでに治療した中でもっとも強度近視が高かった患者さんは－32D！　こうなるとごく目の前しかピントが合っていない状態で、矯正せずに日常生活を送ることはできません。

眼軸長がいちばん長かった人は37㎜。正常な人の1・6倍もの長さがあり、病的近視とされる基準より1㎝も長いことになります。

図1-3 強度近視から病的近視への変化

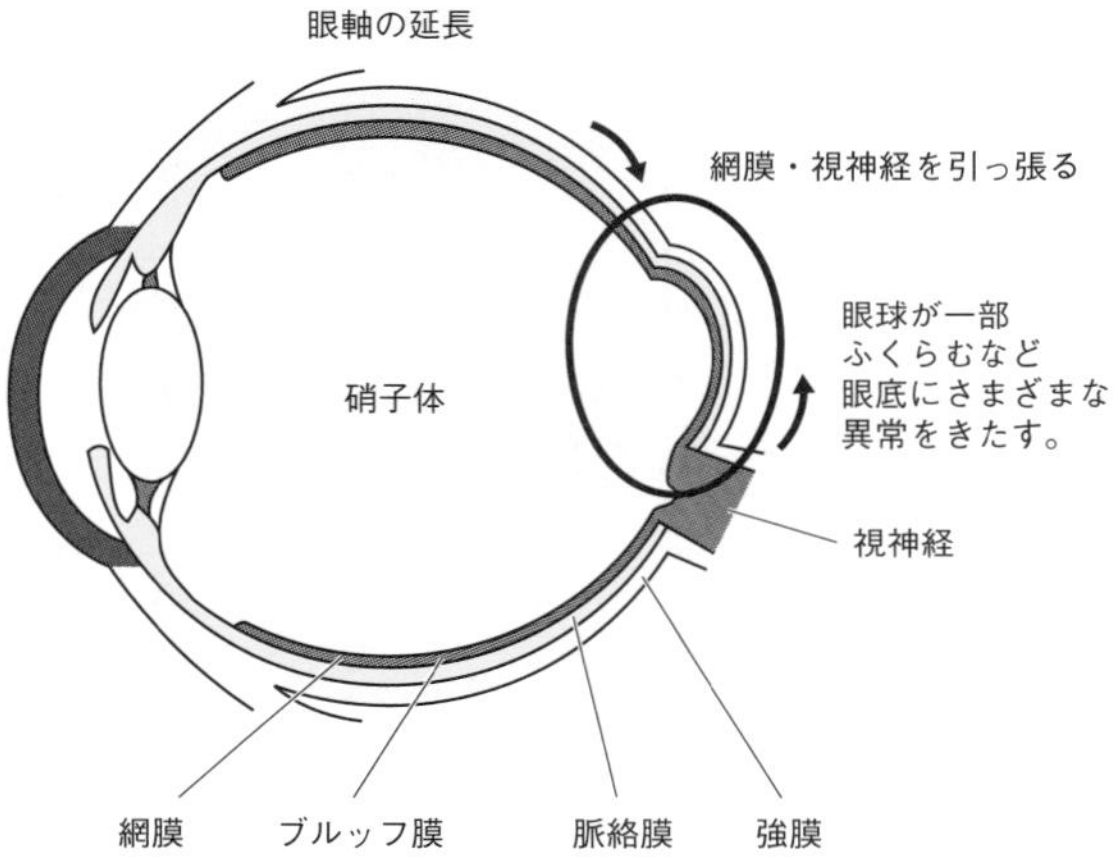

眼軸が伸びることで、網膜や視神経が引っ張られ、病的近視に至る

強度近視であっても、コンタクトレンズやレーシック手術で矯正することは可能です。しかし、**強度近視が恐ろしいのは、その他の目の病気に進行する可能性がとても高いこと。**

眼軸長が長くなると眼球が後方に引き伸ばされるようになり、眼球後方にある網膜やその下にある脈絡膜などに負担がかかります（図1―3）。この負担があまりに大きいと、眼球の後ろの一部が飛び出して「後部ぶどう腫」という腫瘤ができるなど、眼底部にさまざまな異常が起こり、網膜が裂けたり出血したりすること

図1-4 強度近視の女性（55歳）の眼底写真

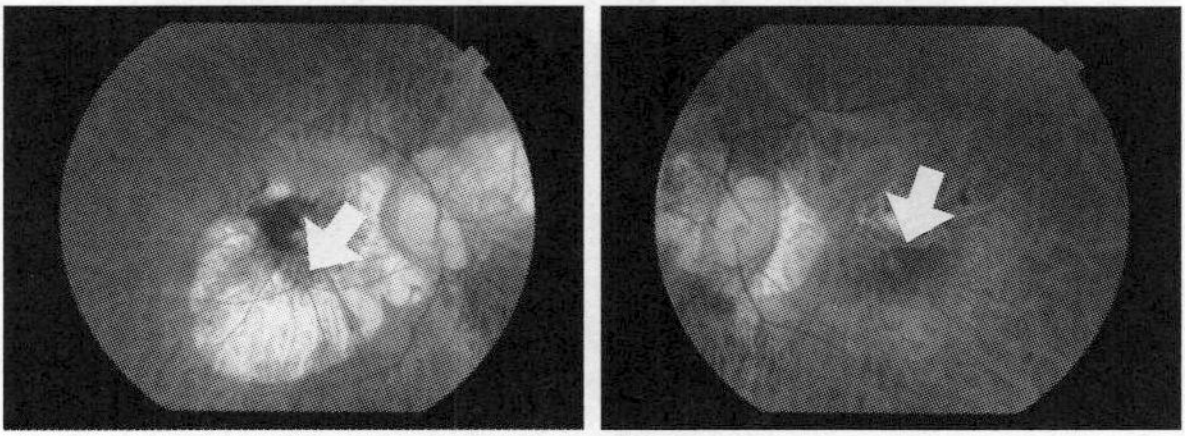

ものを見る中心である黄斑部に萎縮が認められる

があります（網脈絡膜萎縮、網膜剝離、網膜分離）。

特に重要なのはものを見る中心にあたる黄斑部で、黄斑部にダメージを受けると視力が極端に落ちてしまう可能性が増します（図1－4）。

眼軸長が伸びることでこのような目の病気が生じることを「病的近視」と呼びます。現在のところ、伸びてしまった眼軸長を短くすることはできず、眼底部の異常については異常な新生血管を治療するための眼内注射薬（VEGF阻害薬）や網膜剝離に対する手術などにより治療します。

しかし、病的近視がそのまま進み、失明に至る人が増えています。日本の失明原因の第5位が強度近視であるということを冒頭から紹介してきましたが、強度近視とはそれほど恐ろしい**「病気」**なのです。

「近視は適応」ではなかった

告白すると、私自身、『近視を治す』（図1－5）を書いた20年前には、「近視は人類の適応だから、気にすることはないじゃないか。－3Dくらいなら問題ない」と本気で思っていました。

狩猟を中心とした生活を送っていた原始世界の人類にとっては、遠くが見える「遠視」であることが必要で、生存確率を上げるための条件でもありました。

しかし、生活がどんどん便利になり、科学技術が発展するにつれて、遠くを見るよりも近くを見ることのほうがたいせつになってきました。人は、本を読むことで知識を蓄えてきましたし、さらに進んだ現代ではパソコンやスマホなどのデジタル機器を近距離で見続けることで仕事をしています。

このような生活においては、遠くを見る能力よりも近くを見る能力のほうが有利で、軽

図1-5『近視を治す』

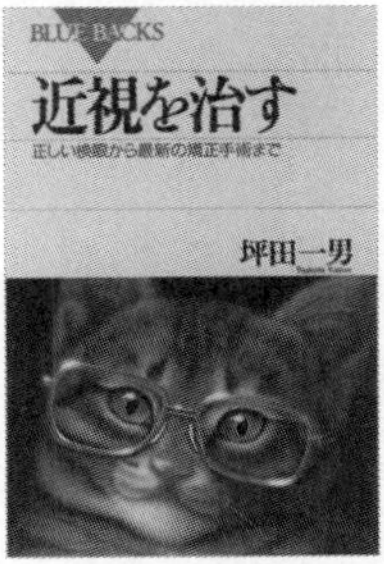

坪田一男（1996）『近視を治す』
（講談社ブルーバックス）

度近視なくらいなほうがオフィスワークにおいては目が疲れにくくていい、と思っていたほどです。

そんな気持ちをあらわすような出来事もありました。レジデント（研修医）の頃、睡眠不足と疲労でフラフラになりながら外来をこなしていたところへ、子どもを連れた母親が慌てた様子で受診してきたことがありました。

ただならぬものを感じた私が集中しようと身構えていると、その母親は「この子は視力1・5だったのに、今年は1・2になってしまったんです」と訴えます。

フラフラの中対応していた私は膝から崩れ落ちそうになりましたが、足元にぐっと力を入れて、その母親にこう言いました。「お母さんの心配はよく分かります。

でも、そんなに心配はいりません。それも適応のひとつですから。近視だと近くが見えるので勉強がしやすいですよ」。

そして、さらにこう続けました。「このお子さんが20歳になったとき、目はとてもいいけれど頭が悪いのと、近視にはなったけれど頭が良くていい大学に進学できるのと、どちらがいいですか？　どうしてもそのとき近視を治したいなら、私がレーシックで治してあげますから」と、本気でそう話していました（実際、学業成績と近視には相関があることが分かっています）。

しかし、今はその発言は間違いだったと断言できます。あのときのお母さんとお子さん、本当にごめんなさい。あのとき私は近視ときちんと向き合い、近視に対しての生活指導をもっとしてあげるべきでした。

可能性は低いとはいえ、近視の度数が増えるにつれて失明する可能性が高くなることは間違いないからです（軽度・中等度とされる－6D以下の近視のリスクは低いと考えている研究者も少なくないのですが、たとえ－6D以下であっても、**近視が1D進むごとに緑**

内障や網膜剥離、白内障などのリスクは高まるという報告も出てきています)。

確かに、近視は人類の適応かもしれませんが、過剰適応である可能性もあります。清潔を求めすぎるあまりアレルギー疾患が増えるなど、現代社会ではよくあることです。

そのときの反省もあり、今の私は、少しでも近視を予防できるようにしたいと思っています。

人類はなぜ近視になったか

前述したとおり、人は遠視状態で生まれてきて、徐々に正視、近視へと進んでいくのですが、人類の歴史を見てみると、大昔の人類も遠視だったようです。

太古の時代の人類にとっては、今以上に視覚情報が重要でした。人の目が顔の前方についているのも、人類が「逃げる側」ではなく「追う側」だったから。そんな「追う側」が近視になってしまったら、獲物を捕らえることができません。

狩猟時代は、遠くの獲物を見つけたら追い、危険を察知したら逃げることのできる人が生き残れる時代で、生存確率を高めるために遠視である必要がありました。今でも途上国では遠視の人が多いことが分かっていますが、現代人が成長とともに近視になるように、人類の長い歴史の中でも文明の発達とともに近視が増えてきたようです。

16世紀頃までは平均寿命が30歳くらいだったため老眼もありませんでした。そのため、遠くが見えている人は、近くも見えていたはずです。となると、遠くを見える人のほうが圧倒的に有利になります。

そもそも昔はメガネがありませんでしたから、近視の人は遠くが見えないまま生活していました。

メガネの起源は明らかになっていませんが、1300年頃だとされています。そして、日本では1551年に来日したフランシスコ・ザビエルが、キリスト教とともにメガネを持ち込んだのが最初だと言われています。ちなみに、世界で最初にコンタクトレンズの原理を発見したのは、レオナルド・ダ・ヴィンチなのだとか。

メガネが誕生するまでは、近視の人は生存確率がきわめて低く、遠視の人しか生き残れなかったはずです。**ところが、メガネが登場して文明が栄えて以来、近視でも長生きできるようになりました。**

その一方で、一気に増えたのが近くを見て作業をすることです。パソコンやスマホでインターネットを介して仕事をする現代に至っては、手元さえ見えていれば仕事ができます。結果、近視の人たちの生存確率は劇的に向上しました。しかし、それが行きすぎてしまったのです。

近視のメリットとデメリット

近視になるとメガネをかけなければいけないし、将来失明する可能性もある。早めに予防したほうがいいに決まっています。それでもここで、あえて近視の「いいところ」を挙げてみましょう。

図1-6 ピント調節のしくみ

遠くを見るときには筋肉がリラックスして近くがぼやける

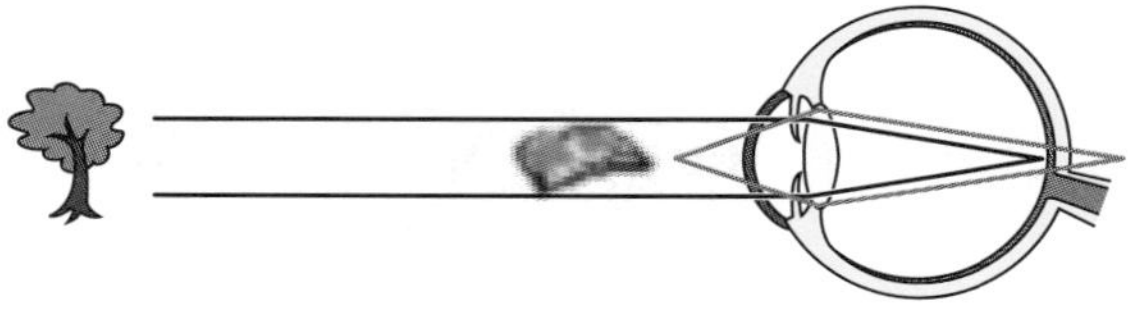

近くを見るときは筋肉が緊張して水晶体が厚くなり、遠くがぼやける

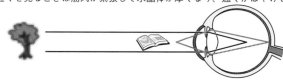

まず、近くが見やすいこと。そして、本を読みやすい、歳をとったときに老眼鏡をかけなくて済む、といったメリットがあります。

ちなみに、老眼には水晶体が固くなってしまって弾力性がなくなりピントを調節（図1－6）する能力が弱くなってしまうことにより起こる「医学的老眼」と、その人が「最近近くのものが見えにくくなった」と感じる「臨床的老眼（社会的老眼）」との2種類があります。「医学的老眼」は加齢によりどんな人でもなりますが、ある程度までの近視の人は「臨床的老眼」になりにくいことが分かっています。

私自身も弱い近視なので、60歳になった今も老眼鏡は不要です。これはとてもうれしいことです。老眼を自覚した時点で「歳をとったなぁ」と感じる人が多いので、老眼がなければそれだけ自分の歳を感じずに済みます。

ただし、**近視が強い人が老眼になると、遠くも見えなければ近くも見えないという最悪の状態になってしまいます。**そう考えると、やっぱり近視にはならないほうがいいですね。

当然ながら、近視には困ること、デメリットのほうが多くあります。

レーシック手術をする患者さんたちに手術を決めた理由を聞くと、ゴルフやテニスなどスポーツをするときにメガネがじゃま、コンタクトレンズが痛くて入らない、パーティで人の顔が見えにくい、映画や観劇のときにメガネやコンタクトレンズがじゃま、などの答えが返ってきます。

一時レーシック手術は消費者庁による誤った情報によって手術件数が減りましたが、その誤解も徐々に解け、手術件数も少しずつ元に戻りつつあります。

近視は早めに予防しよう

最新の近視研究では、将来的に近視になることを事前に知ることが可能で、**小学校入学の時点で＋0・5〜1Dになったら近視の予防を始めるべきだと言われています。**

まだプラスなので近視ではないのですが、近視になってから始めるのでは遅いのです。糖尿病が糖尿病予備群のうちに生活習慣を変えることがたいせつなのと同じように、近視の場合も、**小学校に入るときに＋0・5〜1Dの子はかなりの確率で近視になってしまうことが分かっている**のだから、早いうちから予防を始めるべきだということです。

早いうちに近視になることを防がないと、前述したように、その後大人になっても近視が止まらず、最悪失明する可能性もあります。とはいえ、近視の危険性についてはまだ十分に認識されていないのが現実ですので、小さい子どもがいるご家庭や学校、幼稚園などで、こうした意識を広めることがたいせつだと痛感しています。

【参考文献】
・坪田一男（1996）『近視を治す　正しい検眼から最新の矯正手術まで』（講談社ブルーバックス）
・坪田一男（2010）『不可能を可能にする視力再生の科学』（ＰＨＰサイエンス・ワールド新書）
・Yoshida T. et al.（2003）『Myopic choroidal neovascularization: a 10-year follow-up.』（Ophthalmology）
・Wiesel TN, Raviola E.（1977）『Myopia and eye enlargement after neonatal lid fusion in monkeys.』（Nature）
・Pardue MT, Stone RA, Iuvone PM.（2013）『Investigating mechanisms of myopia in mice.』（Experimental Eye Research）
・吉野健一（2005）『学童児の近視治療について』（治療増刊号）

第2章

近視に関する噂を科学的に検証する

近視の原因としては、主に「遺伝」と「環境」があるとされています。といっても、これらの中には「都市伝説」「噂」レベルのものから「エビデンス（科学的根拠）」のあるものまでさまざま。多くは「仮説」の域を出ないものですが、近視を防ぐ方法を知るうえでたいせつなことなので紹介しておきます。

近視は近年急激に増えている？

まず知っていただきたいのは、**世界中で近視が急激に増えている**という事実です。急激な近視の増加があるからこそ、これほど近視研究が活発になったという背景があります。

世界規模で見てみると、２０１２年の調査では、世界人口の約22％にあたる約14・４億人が近視だとされています。世界の中でも、冒頭でも紹介したとおり、中国、香港、台湾、韓国、日本、シンガポールといった**東アジアの国々での近視増加が顕著で、10代の近視の有病率は約80％以上です**。60年前の中国では、10代の近視は10〜20％でしたが、今や90％

以上。どの国でも50〜60年間に数倍に増えています。しかも、近視患者が増えるのに伴って失明する人も増えているため、WHOをはじめとした保健衛生機関や各国政府も危機感を抱いています。

現在有病率が30〜50％のアメリカやヨーロッパは、東アジア諸国ほどではないにしても、確実に増加傾向にあり、数年後には東アジア並みになると予想されています。

ただし、2010年に発表された論文によれば、イギリスに住むさまざまな人種の子どもたちの近視の有病率を調べたところ、アフリカなどの黒人系、ヨーロッパの白人系の子どもたちに比べて、南アジア系の子どもたちの有病率が高かったとのこと。このデータだけからだと、遺伝的要因と環境的要因のどちらも考えられますが、アメリカで行われた同様の研究でも**アジア系人種の有病率が高かった**といいます。

では、日本ではどうでしょうか？　文部科学省の調査（2014年度学校保健統計調査）によれば、裸眼視力0・3未満の子どもの数は、小学校8・14％、中学校24・97％、高等学校35・84％で、1979年に比べると1・5〜3倍ほど増えています。

裸眼視力1・0未満の子どもを対象とするとさらに増え、小学校30・16％、中学校53・04％、高等学校62・89％となります。つまり、高校を卒業するときには60％以上の人が裸眼視力1・0未満だということになります。

小学生から中学生、高校生へと年齢が上がるにつれて近視の人が増える理由は、第1章で説明したとおり、成長とともに眼軸長が伸びるからです。

軽度なうちに眼科を受診して検査や治療を受けることで近視の進行を抑制することがなによりたいせつです。文部科学省の『子どもの健康相談及び保健指導の手引』でも、視力0・9〜0・7の子どもには再検査を行い、それでも0・7以下であった場合は眼科の受診を勧めるよう推奨しています。

近視の両親の子どもは近視？

近視の原因として、まず挙げられるのは「遺伝」の影響です。特に、**強度近視では遺伝の影響が大きいことが分かっています**。強度近視の両親（母親か父親かどちらかでも）から生まれた子どもは、小さい頃から近視を発症しやすいのです。

また、強度近視までいかない場合でも片方の親または両親ともに近視でない場合と比較して、両親ともに近視の子どものほうが近視になりやすいという報告もありました。

そのような遺伝的影響を科学的に検証した結果、近視を進行（または抑制）させるいくつかの原因遺伝子が見つかっています。中国では国を挙げて「近視の原因遺伝子を探すプロジェクト」を推進。強度近視に関わる遺伝子を見つけたという発表もありました。

しかし、**両親ともに近視だとしても、その子どもが必ず近視になるとは限りません**。近年は遺伝子検査で「体質」「病気のリスク」などを調べることができますが、それにより「〇〇という病気にかかるリスクが高い」と言われても、絶対にかかるわけではありません。

近視についても同じで、遺伝的影響は確かにありますが、ほかの多くの病気と同じように、環境や生活習慣などによって近視は進行したり抑制されたりします。

欧米で行われた研究で、両親の近視の影響とその他の環境因子の影響を比較して調べたところ、**屋外活動や運動をする時間が短い子どものほうが、両親ともに近視である子どもより近視になる確率を高めていました。**両親からの遺伝的因子と比較しても、「屋外活動」の影響が大きいという結果が出ているのです（図2－1）。

また、「1週間のうち外で遊ぶ時間が5時間以下」という子どもたちを比較した場合は、両親ともに近視の子どもが、そうでない（片親だけが近視、または両親とも近視ではない）子どもに比べて2倍も近視が多いという結果でした。

ところが、外で遊ぶ時間が1週間で10時間以上になると、両親ともに近視の子どもでも近視が進行する割合がぐっと下がり、週14時間以上になったところで片親のみ近視の子どもが近視になる割合とほぼ同じになります。

外でよく遊ぶ子どもには近視が少ない？

図2-1 親が近視でも屋外活動により近視発症率を抑制可能

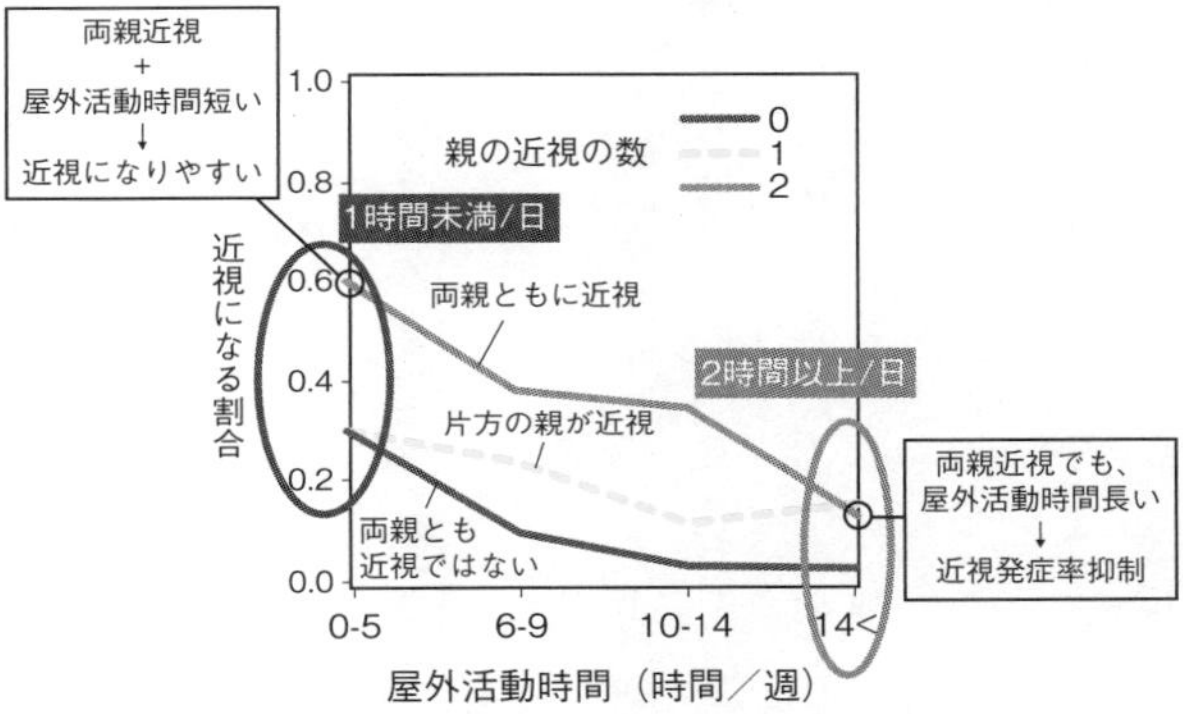

Jones LA et al.（2007）『Parental History of Myopia, Sports and Outdoor Activities, and Future Myopia』（Invest Ophthalmol Vis Sci）より

先に紹介したアメリカの研究でも、結局は「屋外活動が近視の抑制に効果がある」という結論に至っていますが、私たちの研究室で行った疫学研究でもそのような結果が得られています。

　これは、「近視進行抑制における屋外活動の重要性」という論文で発表したもので、年齢、性別、親の近視、身体活動量、携帯ゲーム機やパソコンなどによる近業時間、屋外活動などのさまざまな因子について、子どもたちの近視進行との関連を調べました。その結果、これらの因子の中で**近視進行抑制に明らかに重要だと言えるのは、屋外活動だけ**だという結論に達しました。

この点は、これまでにも繰り返し説明していることですが、国内外のさまざまな研究グループによる疫学研究においても、唯一確実だと言えるエビデンスは「外で過ごす時間が長いほど近視になりにくい」ということなのです。

ガリ勉は目が悪い？

昔から「勉強ばかりしていると目が悪くなる」と言われたものですが、勉強と近視についての疫学研究も行われています。医者をはじめとした理系研究者にはとにかくメガネの人が多いイメージを持つ方が多いと思いますが、それは統計的に見ても間違いないようです。

近視と脳神経系の関係を調べた神経科学系の研究では、医学生、法学生、名門大学生などの知的集団と一般の学生たちを比較。知的集団のほうが近視の有病率が高いことが分かりました。また、13歳になる前にアメリカの大学進学適性試験（SAT）でハイスコアをとった子どもは、かなり高い割合で近視だという結果も出ています。特に、数学のスコアとの相関が高いことが示されていました。

ただし、数学のスコアと近視の関係が強く見られるのは男性のみで、女性の場合は数学のスコアが高くても近視の有病率が著しく増加することはありませんでした。この論文は脳の成長と近視の関係を調べるもので、男性と女性では複雑な視覚情報を処理するときの脳の使い方が違うからこのような差がでたのではないかと著者らは考察しています。

本を読むと目が悪くなる？

もうひとつ、勉強と同じくらいよく言われるのが「本を読むと目が悪くなる」という言葉。本のほかにも、テレビ、テレビゲーム、携帯ゲーム機、スマホなど、目が悪くなるとされるさまざまなデバイスがあります。これら「近見（近くを見ること）」が目におよぼす影響については、動物実験や大規模疫学調査でも明らかになっています。

近見は眼軸長が伸びるタイプの近視にも影響するという報告もあります。この研究は、読書や近見の時間の長い私立学校の生徒からなる「グループ1」と、読書や近見の時間の短い熟練労働者からなる「グループ2」を比較するものです。この2グループを3年間にわたって調査したところ、「グループ1」には「グループ2」の3倍程度近視の進行が見られました。そして、「グループ1」の眼軸長の伸展も明らかでした。

もうひとつ、少々昔ですが、おもしろい研究があります。日本では戦後の1948年〜1966年頃に子どもの近視が増えてきましたが、この点について調べた研究です。戦時中は灯火管制などで明かりを落とした状態で暮らしており、栄養状態も悪かったにもかかわらず、近視の子どもは少ないままでした。ところが戦後、栄養や照明などの環境が改善されたにもかかわらず近視が増えたのです。著者らは、読書や勉強時間が長くなったからではないかと考察しています。さらに、進学率の低い地方では戦後も相変わらず近視が少ないままだったことも、近見の影響が大きいことを示唆しているとしています。

近視の原因はビタミンDの欠乏？

屋外活動が影響することの理由として、ビタミンDが近視の進行と何らかの関係があるのではないかとする研究も行われています。

韓国で行われた研究では、13歳から18歳の2000人以上を対象に、血清中のビタミンD濃度と近視の関係が調べられました。参加者のうち約80％は－0・5D以上の近視で、約9％は強度近視です。この調査によると、近視でないグループについてはビタミンDとの相関は認められなかったものの、近視グループについてはビタミンD濃度が有意に低いことが分かりました。この傾向は、強度近視の人ほど顕著にあらわれていました。

もうひとつ、アメリカの研究では、近視の人と近視でない人とでは屋外で過ごすことで産生されるビタミンDの循環が違うのではないかという仮説のもとで検証が行われました。

被験者は13歳から25歳の近視の14人と近視でない8人。彼らの血中ビタミンD濃度を調べたところ、近視でない人にはビタミンDとの関係が見られませんでしたが、近視の人ではビタミンD濃度が低くなっていました。

ただし、この研究は屋外活動でのビタミンD産生の影響を調べようとしたものでしたが、実際は食事によるビタミンD摂取などの影響もあるため、**近視とビタミンDの影響を明らかにできたとは言えず、より大きなサンプル数での調査が必要だとしています。**

また、最近出た論文では、ビタミンDやビタミンD受容体は近視の進行とは関係なく、短波長の紫外線（UV－B）が影響しているとされています。さらに、UV－Bの影響は屋外活動の時間と直接的な関係があるということも指摘しています。

都会っ子にはメガネが多い？

都市部には近視が多く、地方には少ないという点も以前から言われていることで、各国で疫学研究が行われています。

戦前から戦後の日本の近視増加を調査した研究でも「都市部での近視増加が顕著」とされていましたが、かつての日本で戦後の高度経済成長期を経て急速に都市化したのに伴って近視の人が増えたように、数年前から発展著しいアジアの国々で近視が増えているのです。

たとえば、オーストラリアとシンガポールでは、同じ中国系人種であっても高層マンションに住む子どものほうに明らかに近視が多いことが分かっています。

中国では、地域差だけでなく、家庭の経済状況も含めて研究対象とした論文が発表されました。中国の中でも中所得者から高所得者層が多く住む地域ではメガネの着用率が高く、逆に低所得者層の住む地域ではメガネの着用率が低いことが分かっています。

この研究では、高所得者層の多い地域と低所得者層の多い地域に住む1万人近い子どもを対象に、親の学歴、メガネ着用、財産、その地域の人口密度、1週間のうち近業に費やした時間、数学の点数、教室で勉強した時間などを調査。かつての研究では経済状況が栄養状態にも影響していたため、結果として近視につながったという報告もあったようですが、この調査では、**経済的要因が近視に関連する明確な証拠を見つけることはできませんでした。**

しかし、親のメガネ着用や数学の点数などについては有意差があり、低所得者層の多い地域の生活の中に近視予防のヒントが隠されているのではないかと考えているようです。

虫歯やおやつが近視と関係する？

6～18歳の子どもを対象に、屋外で遊ぶ時間、屋内で遊ぶ時間、ゲームをする時間、テレビを見る時間、読書や勉強の時間、睡眠の質や睡眠時間、食事の習慣、親の近視の有無といったアンケート形式の調査に加えて、歯科健診での結果を分析したことがあります。

その結果、眼軸長が短い傾向の子どもたちには「おやつや果物をあまり食べない」「テレビを見る時間が短い」「むし歯が少ない」という項目が共通していることが分かりました。逆に、**「おやつをよく食べる」「テレビをよく見る」「むし歯が多い」という生活習慣を持つ子どもの眼軸長が長い傾向がある**ことも判明しました。以前から肥満や間食は近視と関係があると言われていましたが、この調査でもその点が明らかになりました。

それにしても、どうして間食をすると近視が増えるのでしょうか？　これはあくまでも私見ですが、おやつや果物などを多く摂るとインシュリンの値が上がりやすくなり、それによって成長が促されて眼軸長が伸びるのではないかと考えています。このメカニズムについてより詳しいことが分かってくれば、近視の予防や治療に役立つはずです。

また、この調査では、「ブラジル学童の平均眼軸長は同年代のアジアにおける既報と比較して短かった」ということも分かりました。つまり、ブラジルの日系人はほかのアジア諸国の人に比べて近視が少ないということです。これらのデータから、**テレビや間食などの生活習慣の影響が見られたほか、身長が高いほど眼軸長が長いという傾向も見えてきました。**

睡眠や母乳、母親の喫煙が近視と関係？

これらのほかにも、近視の環境因子となる可能性のあるものがさまざまに報告されています。それらの多くはまだエビデンスが十分とは言えませんが、生活習慣などを見直すうえで参考になるかもしれませんので、簡単に紹介しておきましょう。

光と関係するものとしては、睡眠時の照明の明るさと近視の関係を調べた研究があります。2歳になるまでの乳幼児期に寝ていた照明環境を、真っ暗、夜用照明、普通の明かりという3段階で調べてみると、**照明が明るいほど近視の割合が多くなっている**といいます。この点については、サーカディアンリズムとの関係も考えられるため、私としても興味を持っています。

その他には、出生体重、母親の喫煙、母乳育児か否かなど、出生時の環境因子で検証した研究があります。しかし、これらの報告の中で明らかなエビデンスが認められるものはありません。

比較的新しい研究では、目の中のいわゆる「白目」と呼ばれる部分（強膜）の大きさが近視のなりやすさに影響しているという報告がありました。

このように、すべてが確かなエビデンスとは言えないまでも、近視の原因となりうる環境要因についてはさまざまな方面から研究が進んでいます。中には予防法、治療法などへとつながる研究もあるはずですし、私たちとしても大いに注目しています。

電気を通すと目が良くなる？

今はあまり積極的に使っていませんが、旧国立栃木病院に勤務していた頃に近視を治すマシンを開発したことがあります。その名も「通電くん」です。

当時、腰痛に悩んでいた私は、よくマッサージに通っていました。そこでは肩に電気をかけてくれるのですが、その施術をしてくれた人が「こうやって肩に電気をかけると、なぜか目が良くなったという人が多いんですよ」と言うのです。

そんなバカなと思いつつ、「電気を目に通すと目が良くなるのかも」とも思い、知り合いの業者さんに頼んで作ってもらったのが、目に電気を通すマシン「通電くん」でした。できあがった通電くんを自分自身で試してみたところ、すごくよく見えるようになりました。これには私も驚きました。

通電くんによる近視通電治療では、患者さんの両手をよく湿らせて、両手にアース棒（電極ハンドル）を握ってもらいます。その状態で治療担当スタッフが持った接触子棒を患者さんの両眼の周りに当てて、電気を流しながら少しずつ目の周りを移動させていきます（図2－2）。

治療にかかる時間は5～6分程度で、通電治療を受けている間、患者さんはピリピリした感じとピカピカ光る感じを体感します。この治療は体内の水分量が多い若い人ほど効果が期待できるとも言われています。

図2-2「通電くん」を使った治療の様子

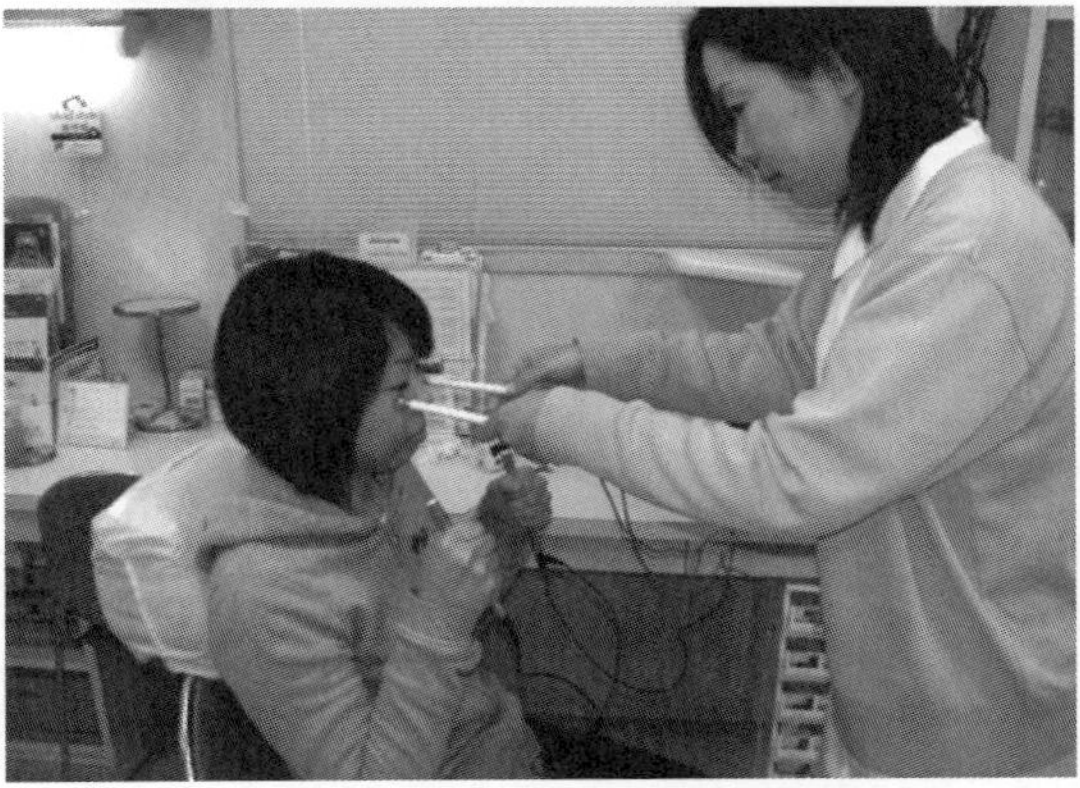

これはすばらしい治療法だと思った私は、さっそく、国立栃木病院で無料の近視外来を開きました。無料としたのは、正直メカニズムの分からない電気を当てるだけの治療でお金をとるわけにはいかないと思ったからです。

この治療は数分電気を当てるだけのものなのですが、確かにその瞬間よく見えるようになるため、連日行列ができるほどの人気でした。

マシンを使って多くの人に喜ばれているものの、そのメカニズムは分かっていませんでしたから、ぜひとも研究対象にしたいと思いました。ところが、恩師の植村恭夫先生に相談したところ、植村先生は真剣な顔で「近視には手を出すな」とおっしゃいます。

当時の眼科の世界では「近視は治せない」というのが一般的で、「近視は治せる」などと謳っているのは眼科の専門医ではない業者だけだったからです。なので、眼科医としての信用を失いたくなかったら近視を治す方法など研究するなということでした。

それがハーバード大学に留学する前のこと。私自身、この治療法にそれほど自信があるわけではなかったこともあり、近視の研究はやめて、ハーバード大学留学時代には移植角膜を研究テーマに決め、さらに留学中に自分がドライアイであることが分かったためドライアイやアンチエイジングを専門にすることにしました。

その頃国立栃木病院に遊びにきてくれた石川まり子先生に通電くんを見せたところ、「うちの病院でもやっていいですか?」と聞かれたので「どうぞ」と快諾。数年経ってハーバード大学留学から戻って東京歯科大学教授になったところに突然「坪田先生に教えてもらった近視治療をずっと続けていたらすごい患者数になってしまってどうしましょう」と連絡がきました。聞けば、受診した患者さんたちは近視が改善しているとのことです。

通電治療についてはいまだにエビデンスが明らかになっていませんが、その後、石川まり子先生により「近視予防研究会」が作られ、今でも30の施設がこの治療を続けています。

近視を予防するといい子が育つ？

通電くんを開発した頃はさまざまな近視治療に興味があり、いわゆる近視治療についてもいろいろと調べていました。

その頃、近視のふりをして視力回復センターに行ってみたことがあります。手術なしで視力を回復させるという視力回復センターは、さまざまな検査をしたうえで、3万円くらいの教材セットを買わせるというしくみになっていました。

その教材の中には「規則正しい生活をしましょう」「外で遊びましょう」「姿勢を正しくしましょう」「甘いものを食べすぎないようにしましょう」と書かれています。当時の視力回復センターが最新の研究内容を知っていたとは思えませんが、どれも最新科学で「近視予防に効果がある」とされることばかりで、経験的に正しいことを教えていたのだと思います。

視力回復のためのセンターとのことですが、子どもたちに「規則正しく生活しましょう」「外で遊ぼう」「勉強もしよう」と指導する様子は、近視治療というより道徳の塾のような雰囲気でした。健康的でいい子に育つとあって、母親たちにも好評でした。

「近視が治る！」などという謳い文句には問題があるかもしれませんが、実際に行ってみた感想としては、必ずしも悪くないという印象を持ちました。

しかし、**近視の予防や治療はあくまでも医療です。眼科専門医としては、これらの医療に関わるものはやはり眼科専門医がすべきであり、医師以外の方がビジネスとしてこれを行うことには問題があるのではないかと考えています。**ここにサイエンスの裏付けを組み込んで、眼科医による子どもたちの近視予防・治療を開発していくのが良いことなのではないかと考えています。

【参考文献】

・Michael P. Kelley（2011）『Investigation of the Relationship between Myopia and Intelligence in a Sample of Undergraduate Students』（Neuroscience & Medicine）
・Hepsen IF, Evereklioglu C, Bayramlar H.（2001）『The effect of reading and near-work on the development of myopia in emmetropic boys: a prospective, controlled, three-year follow-up study』（Vision Research）
・Choi JA, Han K, Park YM, La TY.（2014）『Low Serum 25-Hydroxyvitamin D Is Associated With Myopia in Korean Adolescents』（Investigative Ophthalmology & Visual Science）
・Mutti DO, Marks AR.（2011）『Blood Levels of Vitamin D in Teens and Young Adults with Myopia』（Optom Vis Sci.）
・鳥居秀成、不二門尚（2011）『学校近視の現況に関する2010年度アンケート調査報告』（日本の眼科）
・Zhou Z, et al.（2015）『Factors Underlying Different Myopia Prevalence between Middle- and Low-income Provinces in China』（Ophthalmology）
・Ip JM, et al.（2008）『Myopia and the Urban Environment: Findings in a Sample of 12-Year-Old Australian School Children』（Investigative Ophthalmology & Visual Science）
・Alicja R. Rudnicka, et al.（2010）『Ethnic Differences in the Prevalence of Myopia and Ocular Biometry in 10- and 11-Year-Old Children: The Child Heart and Health Study in England（CHASE）』（Investigative Ophthalmology & Visual Science）
・Vicki Drury（2012）『Playing to see The Singapore Myopia Research Study』（U. of Western Australia）
・Jones LA, et al.（2007）『Parental History of Myopia, Sports and Outdoor Activities, and Future Myopia』（Investigative Ophthalmology & Visual Science）
・Rose KA, et al.（2008）『Outdoor Activity Reduces the Prevalence of Myopia in Children』（Ophthalmology）

・French AN, et al. (2013)『Risk Factors for Incident Myopia in Australian Schoolchildren : The Sydney Adolescent Vascular and Eye Study』(Ophthalmology)

第3章

近視の原因はバイオレットライト（紫光）不足だった！

どうして外で遊ぶと近視が減るのか？

子どもの頃の近視の進行には遺伝の影響（親が近視）が大きいことが分かっていますが、そのほかの**数ある「近視のエビデンス」の中でも、唯一確かだとされているのが「外で遊ぶと近視になりにくい」というもの**です。

ウェスタンオーストラリア大学とシンガポール大学による共同研究グループは、シンガポールに住んでいる中国人とオーストラリアに住んでいる中国人を比較する研究を行いました。シンガポールは、東アジアの中でも特に近視の子どもが急増しており、12歳までの60％が近視になり、18歳では80％、近視の大人は79％で、大学を卒業した人の90％以上が近視になるという数字があるほどで、シンガポール政府も問題視しています。

対して、オーストラリアに住む中国人はどうかというと、シンガポールに比べて近視の子どもがうんと少ないことが分かりました。シンガポールとオーストラリアと住む場所はかなり違いますが、どちらも中国人で、遺伝子的には近い存在のはずです。それなのに、どうしてこれほどの違いが出るのかをこの研究では調べています。

遺伝的要因、住環境や気候、生活スタイルの違いなど、さまざまな角度から調査を行ったところ、シンガポールに住む子どももオーストラリアに住む子どもも勉強時間は同じ。本を読む時間は、むしろオーストラリアのほうが長いほどでした。

唯一決定的に違ったのは、外にいる時間でした。オーストラリアでは平均して1日2時間くらい屋外で過ごしていましたが、シンガポールは10〜20分程度だったのです。

中国、オーストラリアで行われた疫学研究でも、両親が近視で1日の屋外活動時間が1時間未満の子どもは近視になりやすく、同じように両親が近視でも1日の屋外活動時間が2時間以上の子どもは近視になりにくいというデータがあります。

しかし、このデータを出した研究グループでも**「なぜ外で遊ぶと近視になりにくいか」という原因を突き止めるには至っておらず、屋外に存在する〝何らかの波長の光〟が関係しているのではないかと予想**しています。

「バイオレットライト（紫光）」と近視の関係を発見！

外で遊ぶ時間が長い子に近視が少ないのは明らか。そこには何らかの「光」が関係していそうだ、ということに、私たちをはじめ多くの研究者が感じ始めていました。しかし、それはあくまでも「仮説」レベルで、そのことを証明するには実験を繰り返し、データを積み重ねていく必要がありました。

そんなところから出発して、私たちは、**屋外活動における近視抑制のメカニズムとして、紫外線と可視光の中間にあたる波長の「バイオレットライト（紫光）」が大きく影響していることを見つけだしました。**

この光は、現代社会ではあまり浴びることのない、むしろ避けられている光です。そのため多くの研究者たちは注目していませんでした。

本章では、この光を発見するに至ったストーリーを紹介します。

近視研究チーム発足！

近視と光の関係については、私たち慶應義塾大学医学部眼科学教室でも以前から注目をしていました。とはいえ、そのメカニズムを解明するのはかなり難しそうで、そう簡単にはたどり着けないだろうと覚悟していました。

そもそも私自身はドライアイや白内障手術、角膜移植などが専門で、近視についてはレーシック手術というアプローチで治療していただけです。そんな中、「近視研究をやりたい！」という強烈な熱意を持った先生がやってきたのです。私が教授になって初めて、レジデントとして入ってきた鳥居秀成先生です。

当時、私の研究室には近視の基礎研究チームはありませんでした。私自身、かつての恩師から「近視には手を出さないほうがいい」と言われたことがあり、また、近視はレーシック手術で治せばいいと思っていたので、積極的に近視研究をしようとは考えていませんでした。

しかし、私は「人の可能性を拓くこと」を重視しており、それこそ自分のミッションだと考えています。

そこで、鳥居先生の熱意を尊重して、鳥居先生を中心に近視研究チームを結成。数年前から研究室の研究テーマのひとつとして近視研究を進めてきました。

近視の分子メカニズムの解明に向けては、基礎研究の分野のスペシャリストである栗原俊英先生が研究に加わってくれました。

また、近視研究グループには、中国人留学生の姜効炎《ジャンシャオエン》君、森紀和子さん、四倉絵里沙さんという3人の大学院生、ポスドクの池田真一君、研究員の田中康久君、スーパーオーガナイザーの宮内真紀さんという心強いチーム体制で研究が進んでいます。

彼らの地道な研究により、近視を予防する薬剤、サプリメントの開発とともに、近視と光がどのように関係しているのか、長らく謎とされてきた分子メカニズムの解明に取り組んでいるのです。

強度近視治療での発見が出発点

私たちも最初からこの光に着目していたわけではありません。偶然ともいえるきっかけがあり、この光にヒントがあるのではないかと考えるようになったのです。

そのきっかけとなったのは、強度近視用の眼内レンズでした。通常の近視ならば、角膜にレーザーを照射して角膜のカーブを変形させるレーシック手術で矯正することが可能です。

しかし、レーシック手術で矯正できるのは－8D程度までで、それ以上の強度近視になると、レーシック手術をしてもしっかり見えるようにはなりませんでした。

そんな中、1990年代後半に強度近視でも矯正できる「フェイキックＩＯＬ」という治療法が開発されました。フェイキックＩＯＬというのは「有水晶体眼内レンズ」とも呼ばれ、コンタクトレンズのようなレンズを、角膜の後ろの虹彩の前（または後ろ）に埋め込む方法。手術時間はわずか30分程度で、手術直後からよく見えるようになるので、患者さんたちはとても感動されます。

このフェイキックIOLで入れるレンズにはさまざまなタイプがあるのですが、PMMAという硬いプラスチック製のレンズと、シリコン製の柔らかいレンズの2種類があり、レンズによって眼内での固定位置・方法、対応可能な視力などが異なります。

ただし、この治療はコンタクトレンズを目の中に入れて矯正するようなもので、近視そのものを治療するわけではありません。このようなレンズを入れるほどの強度近視の患者さんたちですから、レンズを入れたとしてもさらに近視が進行してしまう可能性が残ります。

そのため、この治療を受ける患者さんには、くどいほどに「この治療によりメガネなしで見えるようにはなりますが、近視の進行が止まるわけではありません。将来失明することもあります」ということを説明します。ところが、実際に手術を受けた患者さんの多くは近視が進んでいないようで、これまで失明した人はほとんどいません。実は、この点がとても不思議でした。

そこで、近視の研究をしていた鳥居先生に**「コンタクトレンズを入れても近視は止まらないのに、フェイキックIOLを入れると近視が止まるのが不思議だと思わない？　この点調べてみてはどうだろう」**と提案してみました。当時は、眼内レンズであるフェイキックIOLはコンタクトレンズと違っていつもピントが合っている状態になるので、正視化しようとする力（正視化作用）が働いているのかもしれないと考えていました。

この提案を聞いた鳥居先生がフェイキックIOLの手術を担当している根岸一乃先生と協力して、2種類の眼内レンズを比較したところ、硬いプラスチックのレンズを入れた人たちは眼軸長が伸びていて、近視抑制効果は確認できませんでした。ところが、もうひとつのシリコン製のレンズを調べてみると、レンズを入れて5年経ってもほとんど眼軸長が伸びておらず、近視が進んでいないことが分かりました。

あまりに劇的な差が出たことに、私たちは驚愕。このセレンディピティとも呼べる発見が、すべての出発点になりました。

ある光を通すレンズと通さないレンズ

この2つの眼内レンズの違いはなんでしょうか？　いちばんの違いは素材で、プラスチック製のレンズは硬く、シリコン製のレンズは柔らかい素材でできています。しかし、ここで重要なことは、素材が硬いか柔らかいかではなさそうでした。

そこで、それぞれを透過する光の波長を調べたところ、**UVカットしているか否かに決定的な違いがある**ことが分かりました。UVカットのプラスチックレンズは400nm以下の光を絶対に通さないのですが、シリコンレンズはUV領域である380nmの光も通します。私たちはここに目をつけました。

そして、400nm以下の光が関係しているかもしれないという仮説を検証するため、ヒヨコを使った実験に取り組みました。

ヒヨコを使った近視実験

医学や生物系の研究をするには、モデル動物が必要です。人間用の治療や薬であっても、安全性や効果が確認できるまでは人間に使用することはできないので、まずはマウスなどを使って実験をするのです。

私たちも最近、近視のモデルマウスを開発していますが、近視のモデル動物としてよく使われているのはヒヨコです。マウスはＤＮＡなどを調べるのにはいいのですが、さほど視覚に頼っておらず、眼球もとても小さい。なので、測定には工夫が必要です。対してヒヨコは、視覚への依存度が高く、眼球を観察しやすいというメリットがあります。

モデル動物を使った近視研究では、視覚野の研究により１９８１年にノーベル生理学・医学賞を受賞したスウェーデンのトルステン・ウィーゼルという神経科学者と彼の研究室のエリオ・ラビオラの行った実験が有名です。ウィーゼルとラビオラはサルの片眼を見えないようにしておくと近視になることを発見。眼軸長が伸びて水晶体と網膜の距離が伸びると近視になることも見つけました。ただし、真っ暗闇で両眼を見えないようにしておいても眼軸長は伸びず、片眼だけに刺激となる画像が入ってこない場合にのみ、弱視や近視になる（形態覚遮断性弱視／近視）ということを発見しています。

ウィーゼルとラビオラによる発見の後、ヒヨコでも同様の実験をした研究者がいました。その実験では、ヒヨコを、生後6日目くらいから－90Dくらいの強いレンズを片眼に入れて育てたところ、そちら側だけ近視になるという結果になりました。

このように近視研究においてはヒヨコが便利そうだったので、私たちの研究でも、同じようにヒヨコの片眼にカバーをつけて近視実験を行うことにしました。とはいうものの、ドライアイの専門家である私は近視研究については詳しくなく、どうやって近視ヒヨコを作ればいいかも分かりませんでした。

そこで、東京医科歯科大学でずっと近視の研究をしていた世古裕子先生に指導をお願いしました。世古先生は、近視研究の世界的権威である東京医科歯科大学前教授の所敬先生のもと、すばらしい研究をしています。私も若い頃に一度研究会でご一緒させていただいたことがありますが、世古先生の人柄と研究レベルの高さにとても感激しました。

その後も学会などでお話しする機会はありましたが、今回ヒヨコの研究をするならばまず世古先生にお願いしようと思い立ち、快く引き受けていただいたことにとても感謝しています。

どんな研究でもそうですが、新しい分野に踏み出すときにはたくさんの乗り越えなければいけない壁があります。そんなときに良い指導者がいるといないとでは大きな差になってしまうのです。

そうして世古先生の協力を得て、近視研究に熱意を燃やす鳥居先生をはじめとした研究チームにより、慶應眼科で初めての近視研究のアッセイ系（分析方法）を立ち上げました！

鳥居先生たちから「近視のヒヨコができました」と報告されただけでもとてもうれしかったのを覚えています。研究にとっては小さな一歩ですが、このように新しい研究分野が

図3-1 カバーを装着したヒヨコ

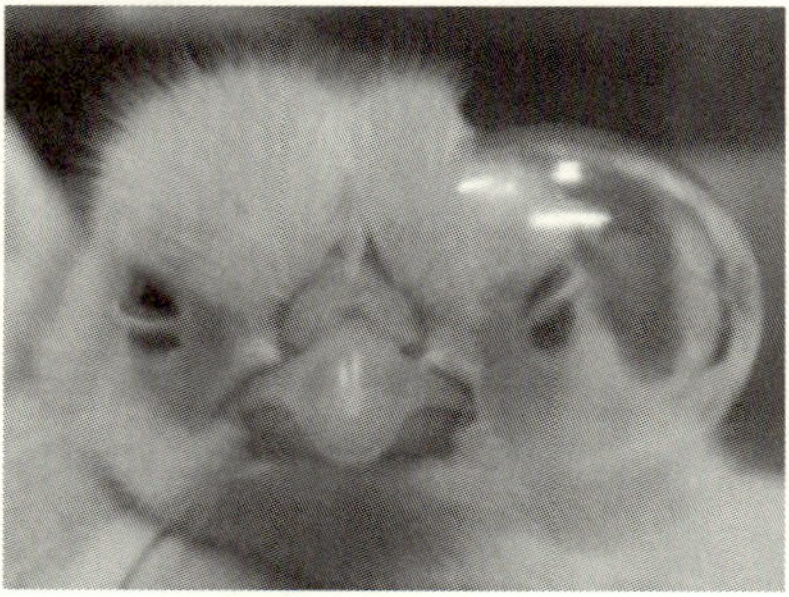

スタートするときほどワクワクする瞬間はありません。

実験用のヒヨコを作ると同時に、380nmの光を含まない蛍光灯と380nmの光を追加した蛍光灯を用意。さらに、ヒヨコの片眼に、380nmの光を透過する透明なレンズのようなカバーをつけて、380nmを含む光と含まない光とを当ててみました（図3－1）。こうすることで、380nmの光が本当に近視抑制に影響しているかどうかを調べたのです。

380nmの光がない（－）状態でカバーをしていると、数日間で眼軸長は倍くらいまで伸びてしまいました。次に、そのヒヨコに対して、380nmの光（＋）を当ててみます。すると、カバーをしていても眼軸長は半分しか伸びず、明らかに近視を抑制していることが分かりました。

３８０㎚の光を当てたヒヨコの中には、まれにカバーをしているほうの眼軸長が伸びてしまう個体がみられましたが、観察眼に優れる鳥居先生が「カバーを留めている接着剤でカバーが白く濁っているせいではないか」という仮説を立てて調べてみたところ、実際、そのようなカバーは３８０㎚の光を透過しないことが判明。そして最終的には、**３８０㎚の光を通さないときには近視抑制の効果が低い**ことを突き止めたのです。

この実験の最初のｎ（実験に使ったヒヨコの数）は15〜20とけっして多くはなかったので、思ったとおりの結果が出るとは期待していませんでした。ところが、何度やっても同じように近視が抑制され、自分たちでも驚くほどバッチリな結果が出ました。

最終実験ではガラスのカバーを使ったのですが、カバーをしていないほうに至っては眼軸長が短くなり、普通の成長でさえも抑えて遠視化する方向に働きました。

この実験により、私たちは「３８０㎚の光は眼軸長の伸展を抑制する」ということを確信。「３８０㎚の光」にターゲットを絞って近視研究を進めることを決めました。

380㎚の波長を持つバイオレットライトとは？

近視と関係のありそうな380㎚の光は、可視光と紫外光のちょうど中間にあたる、紫色の「見える光」です。この波長の光には特定の呼称がないので、私たちはこの光を「バイオレットライト」と呼ぶことにしました。

このバイオレットライト、現在の人類を取り巻く環境では私たちのもとへほとんど届かないものになってしまいました。地上に降り注ぐ太陽光には380㎚の光も含まれていますが、人工的な光の主流であるLEDにはまったく含まれていません。また、UVカットのガラスはこの光を透過させませんので、外で遊んでいてもメガネをかけていると目の中にはこの光が入ってきません。

このような状況になった理由としては、「UV400」が世界的に広がったことが考えられます。

太陽から降り注ぐ光のうち400㎚以下の紫外線は、さまざまな健康上の障害を引き起こすことが分かっています。紫外線は波長によって3つに分類されていて、それぞれ身体へのダメージが異なります。

比較的波長の長いUV－A（315〜400㎚）は、皮膚の深部まで届いて日焼けさせるなどのダメージがあるほか、長年にわたって水晶体に吸収されることで白内障や加齢黄斑変性の原因のひとつとなります。中波長のUV－B（280〜315㎚）は、皮膚の表面にしか届きませんがエネルギーが強く皮膚を傷つけますし、目においても角膜を傷つけて角膜炎の原因となります。それらよりも短波長のUV－C（280㎚以下）という光もありますが、これはオゾン層で吸収されるためほとんど地上には届きません。

紫外線が引き起こす病気を予防する意味もあり、**私たちがかけているメガネや車や住宅のガラスには「UV400」「UVカット」という加工が施され、紫外線を透過させないようになっているの**です。しかも、屋内環境で使われている**蛍光灯やLEDライトには380㎚のバイオレットライトは含まれていません。**

紫外線による病気を防ぐという意味では、UVカットもUV400もたいへん有効です。しかし、清潔化が進んだせいで喘息やアレルギー患者が増えてしまったように、現代社会では行きすぎたUVカットのせいで近視が増えたという可能性も考えられます。

もうひとつ、今回、近視とバイオレットライトの関係を研究するにあたってよくよく調べてみたところ、紫外線と波長についておもしろい発見がありました。

前述したような光の波長の定義は、工業標準化法第14条に基づき、JSA（一般財団法人日本規格協会）とJOEM（一般社団法人日本オプトメカトロニクス協会）で光学用語規格として規定されています（JIS Z 8120−2001）。その規定によれば、可視光線の短波長限界は360〜400㎚だとされています（長波長限界は760〜830㎚）。すなわち、紫色の光である380㎚の光は、実際に「見える」光であるので、可視光だということができます（図3−2）。

ところが、世界中の論文を見る限り、400㎚以下は紫外線だと定義しているものがほ

図3-2 光の波長と色

← 可視範囲 →

色合い	赤外線	赤	橙	黄	緑	青	藍	紫	紫外線
波長（nm）	100μm ~780nm	780~ 610	610~ 590	590~ 570	570~ 500	500~ 460	460~ 430	430~ 380	380~1

バイオレットライトは可視光のうちきわめて紫外線に近く、波長が短い

とんどです。一般的には４００nm以下の光はすべて紫外線として「ＵＶ４００」などでカットしてしまっていますが、より厳密に見てみると、**３６０～４００nmの範囲は可視光線とも紫外線ともいえるかなりグレーな光**といえます。しかし、グレーな部分も含めて全部カットしてしまったほうが安全という考え方から、４００nm以下はすべてカットされることになったようなのです。

メガネの都市伝説も説明可能!?

「メガネをかけると近視が進む」という都市伝説に対してはさまざまな考え方がありますが、多くの眼科医は「メガネのせいで近視が進むことなどない！」というスタンスをとってきました。ところが、ある疫学データは、**メガネをかけている人はそうでない人よりも近視が進む**ということをはっきりと示していました。これは眼科医にとってはかなり大きな報告です。

現在皆さんがかけているメガネの多くはUVカット仕様になっていて、当然ながらバイオレットライトを通しません。

バイオレットライトと近視の研究をしている私たちとしては、UVカットのメガネの影響があるだろうと予想していたのですが、その説を裏付けるデータがなかなか見つからず苦労していました。

そんなとき、ふとしたことから、近視のすべての患者さんの眼軸長を計測している眼科医がいることを知りました。宮城県で眼科クリニックを開業しているかとう眼科の加藤圭一先生（日本眼科医会理事）は、10年くらい前からメガネやコンタクトレンズを作る患者さん全員の眼軸長を測っていたのです。

眼軸長は身長のように成長とともに伸び、個人差がありますが、ほんの数㎜長いだけで近視になります。だからこそ眼軸長を計測することが重要なのですが、現在は眼軸長を測ることとは保険適応ではないため、ほとんどの眼科では計測していません。近視と眼軸長の関係を示すデータがほしくて眼軸長を計測している眼科医を長らく探していましたが、そんな先生は一人も見つかりませんでした。

ところが加藤先生は、保険適応でない検査を、「たいせつなことだから」と患者さんに負担してもらわずに（つまり、自腹で！）いつもいつも検査していたというすばらしい眼科医です。

そして、加藤先生からこれまでのデータを見せてもらい、詳細に解析してみたところ、またまたビックリ！　メガネの人とコンタクトレンズの人を比べたところ、**メガネの人のほうが近視が進行**していたのです。データ上では、眼軸長が長くなり、屈折度数も強くなっていました。

これは画期的な発見ですが、バイオレットライトを通さないメガネをかけたことで近視が進むからといって「バイオレットライトの影響」だと断言することはできません。そこで次に、コンタクトレンズ側のデータを調べてみました。コンタクトレンズといっても、バイオレットライトを完全に通すレンズと、半分しか通さないレンズの2種類がありますので、この2種類を比較することができます。

その結果、バイオレットライトを通すコンタクトレンズのほうが近視を進めにくいと分かりました。一方の、バイオレットライトを半分しか通さないコンタクトレンズでは、少しは近視が進行していました。

これらの結果を近視を進めてしまう順に見ると、バイオレットライトをまったく通さないメガネがいちばん近視を進めやすく、次がバイオレットライトを半分通すコンタクトレンズ、最良が全部通すコンタクトレンズとなります（図3－3）。

とはいえ、今市販されているバイオレットライトを通すコンタクトレンズは有害な紫外線も通してしまいます。ここが問題。私たちは、**360nm以下は通さず、380nmは100%通すコンタクトレンズやメガネ**を開発したいと考えています。それが実現すればかなり画期的なことだと自負しています。

図3-3 バイオレットライトの有無による眼軸長の変化量

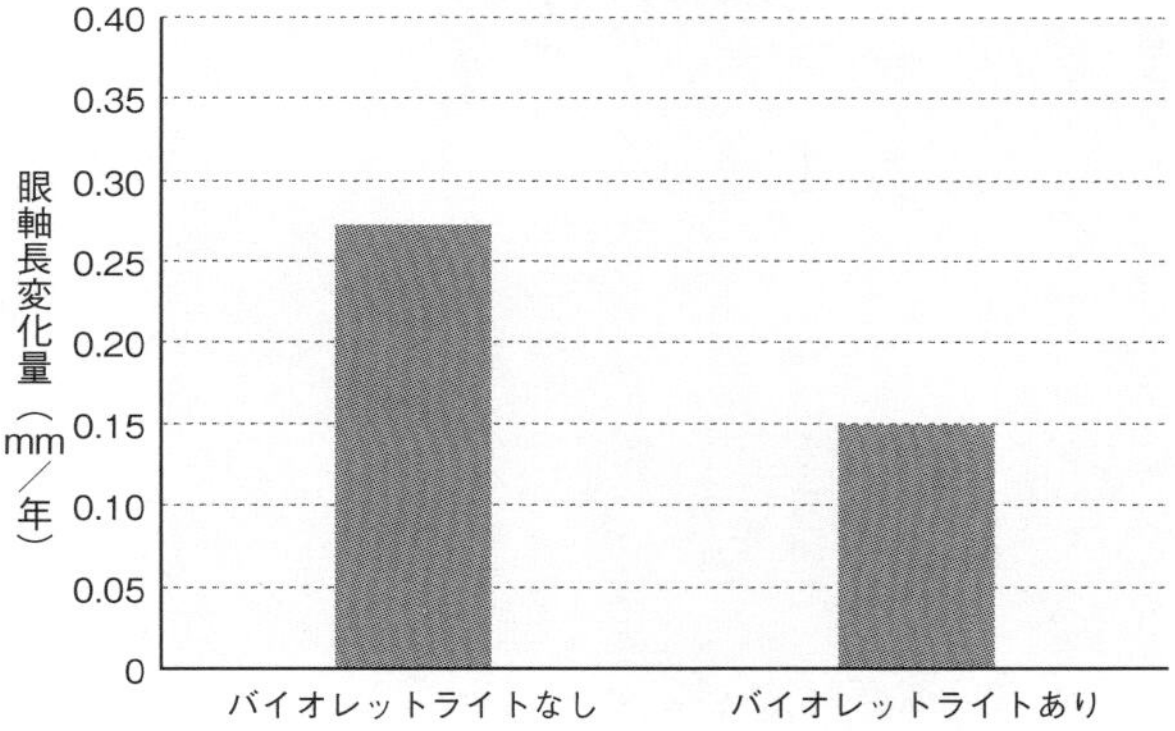

バイオレットライトを通さないメガネをかけた群（左）は通すコンタクトレンズの群（右）に比べて眼軸長が伸びていた

Torii H, Kurihara T, Seko Y, Negishi K, Ohnuma K, Inaba T, Kawashima M, Jiang X, Kondo S, Miyauchi M, Miwa Y, Katada Y, Mori K, Kato K, Tsubota K, Goto H, Oda M, Hatori M, Tsubota K.（2017）『Violet light exposure can be a preventive strategy against myopia progression.』（EBioMedicine）より

ちなみに、この加藤先生と出会うきっかけとなったのは、東日本大震災でのミッション・ビジョンバンという活動でした。大震災で被災した東北の皆さんを診察することができる移動式の眼科診療車を手配したとき、宮城県眼科医会の副会長としてがんばっていたのが加藤先生で、そのときのご縁からこのように貴重なデータを手に入れることができたのです。

「光」あふれる現代社会

光の問題は、文明の進歩とも大きな関わりがあります。

人が火を道具として使うようになったのは50万年くらい前だとされていますが、それまでの人類は長らく太陽や月の光を頼りに生きていました。人々は太陽の光が届くときだけしか活動することができず、日が暮れたら眠るしかありません。狩猟を中心に生きてきた人たちでもありましたから、当然ながら近視や睡眠障害などもなかったはずです。

その後、1792年にガス灯が、1879年に電球が誕生すると、人類と光の関係は大きく変わりました。白熱電球を発明したエジソンは「このライトによって人類は夜を失った」と言ったとされていますが、当時のライトは夜を失うほど明るくはありませんでした。きっと彼が今のNYのマジソンスクエアに立ったら、その明るさに驚愕するでしょう。

そして今や、安価で手に入るようになったLEDが住居や街中を照らすようになりました。従来の電球や蛍光灯に比べて格段に光変換効率が高く省エネルギーでもあるＬＥＤを使うことで、照明の明るさは倍増。街中に置かれている自動販売機やコンビニエンスストアの看板なども明るくなっていることにお気づきでしょう。しかも、そんなに明るくても以前より省エネなのです。

また、２０１４年に日本人研究者がノーベル物理学賞を受賞した青色発光ダイオードの登場により、微妙で複雑な色合いを表現することが可能になりました。一言で言えば「光のクオリティ」が一気に高まったということ。人類を取り巻く光環境は、今なお進歩し続けています。

健康に必要な光と有害な光

さらに明るく、しかも省エネ。そんな光環境の進歩は、人類にとって喜ばしいことです。しかし一方で、人体に良からぬ影響も与えているようです。近視が増えたのも、そのひとつといえます。

人工的に作られた光でなくても、**人の健康にとって必要な光と有害な光とがあります。**たとえば紫外線は、前述したとおり皮膚や目にとって有害な光だといえます。また、最近では〝ブルーライト〟を夜に浴びることは、健康によくないとされ、ブルーライトをカットするメガネやサングラスを使うことがオフィスワーカーの常識のようにもなっています。


しかし、すぎたるは及ばざるがごとし。紫外線が不足することで、かえって体に不調があらわれることもあります。その代表的なものがビタミンD欠乏症です。ビタミンDはカルシウムの吸収を促す栄養素で、丈夫な骨や免疫系を作るうえで欠かせません。最近の研究では、ビタミンDを多く摂取している人ほど糖尿病や高血圧、乳がんなどの病気にかかりにくいことが分かっています。

ビタミンDはキノコ類や魚類、乳製品を食べることでも摂取できますが、もっとも効率がいいのは、紫外線に当たること。紫外線に当たると、皮膚の表皮部分でビタミンDが生成されます。

このメカニズムが、屋外活動により近視が抑制されることにも関係しているのかもしれないと言われていました。確かに、外で遊ぶ時間が長いほど近視になりにくいのは信頼度の高いエビデンスですし、そこには何らかの光の影響があることは明らかです。

そこで、私たちは近視抑制効果の見られたバイオレットライトの実験と同じように、ヒヨコに３２０㎚の光を当ててみました。その結果、ビタミンＤの濃度だけはかなり高い値になりましたが、ヒヨコはどんどん痩せていってしまって、角膜は雪目（電気性眼炎、雪眼炎）になってしまいました。紫外線はエネルギーが強く、角膜上皮がびらんを起こしてしまったためです。

この実験では、３８０㎚のバイオレットライトを当ててビタミンＤがどれくらい増えるかも調べましたが、ビタミンＤは増えませんでした。それもそのはず、**ビタミンＤが生成されるのは、紫外線の中でも短い波長のＵＶ－Ｂを浴びたとき**だからです。３２０㎚の光は、私たちがターゲットとする３８０㎚のバイオレットライトに近いけれど、やはり違うものです。

こうした幅広い波長での実験を通じて、やはり近視抑制には380㎚の光が重要だという結論に達したのです。

ちなみに、皮膚の色が濃い黒人のほうが紫外線の効果が少なく、ビタミンDを作りにくいことが分かっています。ここには人類の歴史が関係しています。

人類の祖先はアフリカで生まれたとされていますが、その当時は強い太陽の光のもとで暮らしていましたから、ビタミンDを生成しやすい環境でした。しかも、気温が高く、肌を多く露出していた彼らには、紫外線を遮断する黒い肌のほうが都合が良かったのです。

ところが、人類が進化してヨーロッパ大陸に移動していくと、太陽光が足りなくなってビタミンDを作れなくなってしまいます。ビタミンDが作られないと人は生きていけませんから、太陽光を通しやすい色白な変異体ができたと考えられます。北のほうに行くほど気温が下がり、肌を露出する部分も少なくなりますから、少ない太陽光でも効率よくビタミンDを作れるように白い皮膚の人たちが生まれたのです。

このように、**光というのは単にものを見るためのシグナルなのではなく、生物に不可欠**

なものなのです。私たちが今回発見した近視抑制効果も、そのひとつの側面であるといえます。

分子レベルで近視抑制のメカニズムを解明

ヒヨコの実験で「380nmの光に近視抑制効果がある」ということが分かった私たちは、次にその分子メカニズムを調べました。人間には約2万3000個の遺伝子があり、それぞれの体質や体型などに影響を与えています。近視についても遺伝による影響が少なくないことが明らかになっており、いくつかの近視に関わる遺伝子が見つかっています。その中からいくつかの遺伝子に焦点を絞り、徹底的に調べることにしたのです。

ターゲットとしていた遺伝子のうちでも、特に重要だと考えていたのは、EGR1とFGF2という2つの遺伝子です。

ＥＧＲ１は近視を防ぐと考えられている遺伝子で、ＥＧＲ１をノックアウトしたマウスは近視になるという論文も出ています。実際、強度近視になったヒヨコでは、ＥＧＲ１の発現が下がっています。もうひとつの**ＦＧＦ２は、ＥＧＲ１とは逆に、近視を亢進させる働きがあると考えられている遺伝子**です。

実験では、ヒヨコの網膜と、皮膚から採取した繊維芽細胞に３８０㎚の光を照射してみました。そうすると、予想していたとおり、ＥＧＲ１が上がりＦＧＦ２が下がったのです。予想していたこととはいえ、バイオレットライトが近視を抑制することを示すこの結果を見て、私たちは大いに勇気づけられました。

次に、バイオレットライトがどんな遺伝子に影響を与えているかを網羅的に調べるため、ＤＮＡチップ（ＤＮＡマイクロアレイ）という手法を使いました。地球上のあらゆる生物は、生命に必要なさまざまな情報が書き込まれているＤＮＡからｍＲＮＡ（メッセンジャｰＲＮＡ）転写を経て、タンパク質を合成します。この一連の流れが遺伝子発現と呼ばれるもので、こうして遺伝子の情報が細胞の構造や機能に変換されます。つまり、遺伝子のスイッチをオンにするプロセスのことです。

しかし、膨大な量の遺伝子をひとつひとつ調べるのは、時間もコストもかかりすぎます。そこで、**たくさんのＤＮＡを網羅的に調べる方法としてＤＮＡチップがあります。**ＤＮＡチップでは、数㎝角の基板の上に多量のＤＮＡの断片をぎっちりと並べて配置し、それらを反応させます。そのときのｍＲＮＡの量を調べることで、どの遺伝子のスイッチがオンになったかが分かるのです。

私たちはヒヨコから採取した網膜細胞からＤＮＡチップ解析を実施。バイオレットライトを当てたときに反応する遺伝子群には、大まかに分けて３つのタイプがあることが分かりました。

ひとつ目のＰＣ１グループは、ヒヨコの目を近視にすると反応があり、そこにバイオレットライトを当てると反応に変化がありました。２つ目のＰＣ２グループは近視にすると反応するのですが、バイオレットライトを当てても特に変化がありません。つまり、近視には関係しているけれど、３８０nmの光を当てても変化がないグループといえます。３つ目のPC3というグループは、近視になっても、バイオレットライトを当てても、どちらにも影響がないグループでした。ということは、**PC1グループがバイオレットライトによる近視抑制と関係している遺伝子群**といえそうです。

とはいえ、反応があった遺伝子は必ずしもひとつのグループに属しているのではなく、ほかの関係ないグループにも含まれていて、グループによって別の反応を見せていました。そんな中、唯一EGR1だけはDNAチップでも明らかに発現量が増えていて、バイオレットライトを当てると上昇することが分かりました。

こうしたいくつかの実験を通して、私たちは**EGR1こそが重要な遺伝子だと考えるに至りました**。そして、EGR1をたくさん発現させると近視にならないのではないか、逆にノックアウトしたら近視になりやすくなるのではないか、といった仮説を明らかにするための実験を進めているところです。

これまでのデータを見てみると、EGR1は380㎚の光を当てたときに発現のピークが来ることが明らかで、かなり光センシティブであることも分かってきました。しかも、ある一定の強さまでは光が強くなるほど強く反応して、発現量が増えることも分かっています。このあたりのところに、近視の予防や治療に役立つヒントが隠されているのではないかと考えています。

光の強さとエネルギーピーク

光は、強ければ強いほど、明るければ明るいほど、反応が強くなりそうに感じられます。しかし、発する光が強いほど反応が強くなるわけではありません。光に限らず、熱や蒸気などのエネルギーを電気などに変換するときには、ある程度を越えると、かえってマイナスに働くことがあります。たとえば、風力発電でもあまりに風が強すぎるとエネルギーがマイナスになってしまう**「エネルギーピーク」**が存在することが分かっています。

我が家では、それを実感する出来事がありました。私は２０１１年の東日本大震災をきっかけに、電力会社から電気を購入しないでも生活できるように、風力発電のシステムや太陽光パネル、ガス発電のタービンまで購入しました。

震災から数カ月は順調に電気が作られ、発電量を見てはニコニコする毎日。ところが、7月頃から発電量が減り始めました。

最初は「どうしてこんなに暑いのにエネルギーが作れないのか」とよく分からなかったのですが、よくよく説明書を見てみると、太陽光発電では太陽光が強すぎるとエネルギー効率が下がるらしいのです。しかも、日本よりアメリカの太陽光パネルのほうがエネルギーピークが低めに設定されていることが分かりました。

このように、私は身をもって「エネルギーピーク」を体験したのですが、植物には**あえてエネルギーを逃がすようなシステムがいくつも備わっています**。そのひとつがルテインという物質です。ホウレンソウに多く含まれているルテインは、人の目の中にもあり、光障害を逃がす役割を果たしています。より効率よく光を吸収できるよう、あえて光を弱めるような働きをするのです。

しかし、加齢などにより目の中のルテインが不足してしまうと、光から目を守る機能が弱くなり、加齢黄斑変性や白内障、緑内障などの病気のリスクが高くなります。そうならないように、人はホウレンソウなどを食べて目を保護しているのです。

このように光について考えるときには、波長だけでなく強さについても検証する必要があります。適正な強さならば健康にとってメリットがありますが、強すぎれば健康を害することになるからです。

私たちのバイオレットライトの研究でも、予防や治療を見据えた次のステップとして、380㎚の光をどれくらいの強さで、どれくらいの時間当てることが有効なのか、検証しています。

【参考文献】
・坪田一男（2013）『ブルーライト　体内時計への脅威』（集英社新書）
・Li T, Xiao X, Li S, Xing Y, Guo X, Zhang Q.（2008）『Evaluation of EGR1 as a candidate gene for high myopia.』（Molecular Vision）

・Ashby RS, Zeng G, Leotta AJ, Tse DY, McFadden SA.（2014）『EGR1 mRNA Expression is a Marker for the Direction of Mammalian Ocular Growth』（Investigative Ophthalmology & Visual Science）
・Schippert R, Burkhardt E, Feldkaemper M, Schaeffel F.（2007）『Relative Axial Myopia in EGR1（ZENK）Knockout Mice』（Investigative Ophthalmology & Visual Science）
・Syed DN, Khan MI, Shabbir M, Mukhtar H.（2013）『MicroRNAs in Skin Response to UV Radiation』（Curr Drug Targets）
・Torii H, Kurihara T, Seko Y, Negishi K, Ohnuma K, Inaba T, Kawashima M, Jiang X, Kondo S, Miyauchi M, Miwa Y, Katada Y, Mori K, Kato K, Tsubota K, Goto H, Oda M, Hatori M, Tsubota K.（2017）『Violet light exposure can be a preventive strategy against myopia progression.』（EBioMedicine）

第4章

目は、見えない光も見ている

太陽光はすべての生命の源

人類をはじめとしたあらゆる生物は太陽光のおかげで生きています。人間を含む動物や植物は光によって健康状態を維持していますし、あらゆるエネルギーが太陽光によって作られています。石油にしても数億年前にシアノバクテリアが光合成をして作った油が地中に溜まってできたものだという説があります。

また、植物は太陽光をそのままエネルギーに変換することが可能ですが、実は、私たちにとっても太陽光はエネルギーだといえます。太陽が地球を温めるから雨が降り、動物の食事となる植物が育ち、その植物により家畜が飼育され……、というように太陽の光は巡り巡って生物のエネルギーとなっているからです。

太陽光はすべての生命の源であり、人類の健康にとっても欠かせないものです。今回の近視の研究でも、私たちは改めて太陽光のたいせつさを痛感することになりました。

オプシンが光をキャッチ

そもそもなぜ、特定の波長の光が近視に影響するのでしょうか？　その理由を考えるために、視覚と光の関係を整理しておきましょう。

視覚（目）の進化とは、光を感じる能力の進化ともいえるものです。光を受けて何らかの反応を起こす「光受容体」という、もともと植物に備わっているものがこの能力のもととなっています。

植物の光受容体としてよく知られている葉緑素（クロロフィル）は、太陽光の光エネルギーを吸収して化学エネルギーに変換する役割を担っています。地球上に酸素を供給してくれる、私たちにとってもたいへん重要な物質です。

この光合成というプロセスにおいて、多くの植物は青と赤の領域を使います。地球に降り注ぐ太陽光のエネルギーとしては紫外線のほうが強いのですが、曇りになるとエネルギーが下がる紫外線より、波長が長く、曇っていてもエネルギーが下がりにくい赤のほうが取り入れやすいからです。青と赤の領域を使う植物が多いのは、植物の生存戦略であったわけです。

とはいえ、葉緑素を持つのは藻類を含む植物だけで、動物にはありません（動物のように運動するミドリムシは葉緑体を持ち光合成をしますが）。それでも「光受容体」はしっかりと受けつがれました。

多くの生き物が「目」を獲得するうえで大きな役割を果たしたのは、オプシンというタンパク質です。人間を含む脊椎動物の目の中にはオプシンがあり、植物やバクテリア、植物プランクトンの中にもオプシンと似たタンパク質があります。これは、もともと植物が持っていたオプシン遺伝子が種を超えて動物に伝わり、目の進化に至ったとする説もあります。

そして、**進化した脊椎動物の目は、オプシンという光受容体によって光を視覚情報として利用するばかりではなく、シグナルとしても活用しています。**

光受容体であるオプシンは、紫外光から赤色まで幅広い波長の光に感受性があり、受け取った光をさまざまな細胞に伝達します。その役割によってオプシンはいくつかのタイプに分類されています。近年ではゲノム解析が進んだことで、タイプごとに感受性を持つ光の波長や性質が明らかになっています。

ただし、オプシンのうち、「ＯＰＮ５（ニューロプシン）」と呼ばれるものだけは、その性質がほとんど分かっていませんでした。数少ない情報として、ＯＰＮ５はバイオレットライトに反応している可能性が指摘されていたため、バイオレットライトをターゲットに研究を進めてきた私たちはＯＰＮ５に着目。近視抑制に関わる光をキャッチするしくみと関係しているかもしれないと考えています。

色や明暗を見分けるためのオプシン

オプシンというタンパク質は、色を見分けるセンサー、時間や季節を感じるセンサーとして働き、それぞれに決まった波長の光に対して特異的に反応するようになっています。

色を見分けるセンサーとして機能するオプシンは、三角錐のような錐体細胞に含まれ、明るいところで機能する赤ー緑タイプ、緑タイプ、青タイプに分かれます。霊長類は3種類、霊長類以外のほ乳類は2種類の錐体タイプオプシンを持っています。

細長い棒を重ねたような桿体細胞に含まれるオプシンは、暗いところで機能するのが特徴です。こちらは暗いところでものを見ることができますが、分解能が低く、色を認識することはできません。ただ、暗いところにいても「そこに何かがあるか、それともないのか」を見極めることができるセンサーです。

これら錐体と桿体は両方を組み合わせて色の識別を行っているのですが、進化の過程で異なる役割を発達させてきました。大昔、昼間を支配してきた恐竜や、恐竜がいても昼間に生きることができる鳥類は錐体細胞が発達していますが、恐竜から逃れるために夜行性という戦略をとったほ乳類は桿体細胞が発達しています。もちろん、人類を含む霊長類も錐体と桿体の両方を持っています。

植物が作り出した光センサーを、鳥類や爬虫類が使い始めて、強い光に反応する錐体細胞が先に進化した。その後、夜でもものが見えるようなセンサーへと進化させたのがほ乳類。たぶん、この頃になって初めて生物は星を見たのでしょう。鳥目で昼間だけが世界の鳥類には星は見えません。なんともロマンチックな話です。そこから、宇宙の概念なんかも生まれたのでしょうか。

サーカディアンリズムに影響する「第3の視細胞」

過去数十年の間に光受容体が次々と見つかっていますが、比較的新しい光受容体として、短波長のブルーライト（380〜500nmの青色光）に反応するオプシン（OPN4）が見つかりました。

これは錐体細胞、桿体細胞に続く、「第3の視細胞」と呼ばれています。**OPN4は、単にブルーライトへの感受性が高いだけでなく、サーカディアンリズム（概日リズム）を**

刻む体内時計に影響していることが分かってきました。

近年、ブルーライトをカットするPC用メガネが一般的になったことから、ブルーライトを悪者のように決めつけている人が増えています。確かに、可視光領域の中でもっともエネルギーが強いブルーライトは、パソコンやスマホなどのデジタルデバイスの画面に多く含まれており、長時間浴び続けることは目や体にとって大きな負担になります。

だからといって、ブルーライトがすべて体にとって害なのかといえば、そうではありません。パソコンやスマホから発せられる**強いブルーライトに夜長時間曝露されることが問題なのであって、まったく浴びなければむしろ健康を損なう恐れもあるのです。**

ブルーライトが身体に与える影響の中でも特に重要なのが、サーカディアンリズムのコントロールです。生き物は約24時間周期で体内リズムを刻んでおり、そのリズムに合わせて睡眠や代謝、精神状態のコントロールを行っています。

このとき24時間のリズムになるように体内時計を調節しているのがブルーライトなので

す。生き物は、昼間にブルーライトを含む光を浴びて活動し、暗くなってきたら夜になったことを認識して脳と体を休めるというサイクルで生きています。

ところが、夜になってもパソコンなどに向かっていてブルーライトを浴び続けていると、このサイクルが乱れ、睡眠障害や精神疾患、肥満などのほかがんにかかりやすくなるという研究もあります。つまり、昼間にしっかりとブルーライトを浴び、夜になったら遮断する。こういった「光のリズム」を守ることが重要なのです。

このブルーライトをキャッチしているのが、目の中にあるＯＰＮ４なのです。**この発見により、それまで視覚情報を捉える「カメラ」とされてきた目の認識が大きく変わり、「センサー」「時計」としても認識されるようになりました。**

バイオレットライトに反応する「第４の視細胞」

今回私たちが注目したのは、最近発見されたＯＰＮ５というオプシンです。ＯＰＮ５は、

2011年に日本を含む4つの研究室で見つかった光受容体で、吸収極大が380nmであることが分かっています。

OPN5は目の中のほか、脳内の視床下部室傍器官や松果体にもありますが、生体内での量がとても少なく、その働きはよく分かっていません。

また、現時点では、OPN5と近視の関係が明らかになっているわけではありません。しかし、私の友人でもあるワシントン大学シアトル校のラッセル先生は、OPN5に関しておもしろい発見をしています。活動や睡眠と関わるサーカディアンリズムを決めているのはOPN4だと先ほども説明しましたが、**目のサーカディアンリズムに限っては、OPN5が影響を与えている**というのです。

「第4の視細胞」の解明に向けて

タンパク質の働きや遺伝子発現を調べるときには、ヒヨコではなくマウスで実験する必要があります。特に、最終的に人への臨床応用を目指している研究の場合、マウスは人と同じほ乳類ですし、数世代にわたって安全性を確認することもできます。

しかし、ヒヨコに比べてマウスの眼球はかなり小さく、眼軸長は2～3㎜程度と人間の1／10以下しかありません。また、ヒヨコなどの鳥類は昼行性で上空からものを見るため視覚に依存した生活をしている分、視覚が発達しています（ただし鳥目で、暗いところでは見えません）。対してマウスのような生き物は視覚が発達しておらず、ヒゲのセンサーに頼って行動しています。視覚に頼らないことから眼軸長の伸展も起こりにくいという難しさもあるため、これまではあまり近視の研究で使われることがありませんでした。

ところが、最近になって近視マウスが作られるようになり、マウスによる近視研究が一気に加速してきました。遺伝子改変を施した近視マウスを使えば、未解明な部分の大きい「近視の分子メカニズム」へ、一気に近づけます。

そこで、私たちもマウスの眼軸長や目の変化を捉えられるようなマイクロCTスキャン装置での測定方法を開発。数μm単位でマウスの眼の大きさを測ることに成功しました。

しかも、うれしいことにこの測定法を開発したのは私の息子の坪田欣也（現・東京医科大学大学院生）です。息子が協力してくれた手法を使って行った研究ですばらしい成果が出るなんて、こんなにうれしいことはありません。

このマイクロCTを使うと、1μmレベルで画像診断ができます。この機械を使い、マウスの片眼を閉じた状態にして、閉じたほうの眼球の眼軸長を長くする実験を始めようとしています。

さらに私たちは、**生後3週目のマウスの目を2〜3週間−30Dのレンズで覆うことで、近視のマウスを開発しました**。この研究は、大学院生の姜効炎君がやってくれたものです。「レンズで覆うことで」と書くと「マウスの目にレンズをかけただけ」のように聞こえますが、言葉ほど簡単なことではありませんでした（図4−1）。

まず、マウスの片眼を覆うレンズそのものの開発から始めました。このレンズ作りからしてお金がかかります。マウスの片眼を覆うレンズにかかるのは、1個あたり20万円！しかも、マウスがレンズを掻いてしまってレンズを傷つけてしまうことがあるため、レンズのそばにレンズを守るカバーをつけなければいけません。

図4-1 レンズを装着した近視マウス

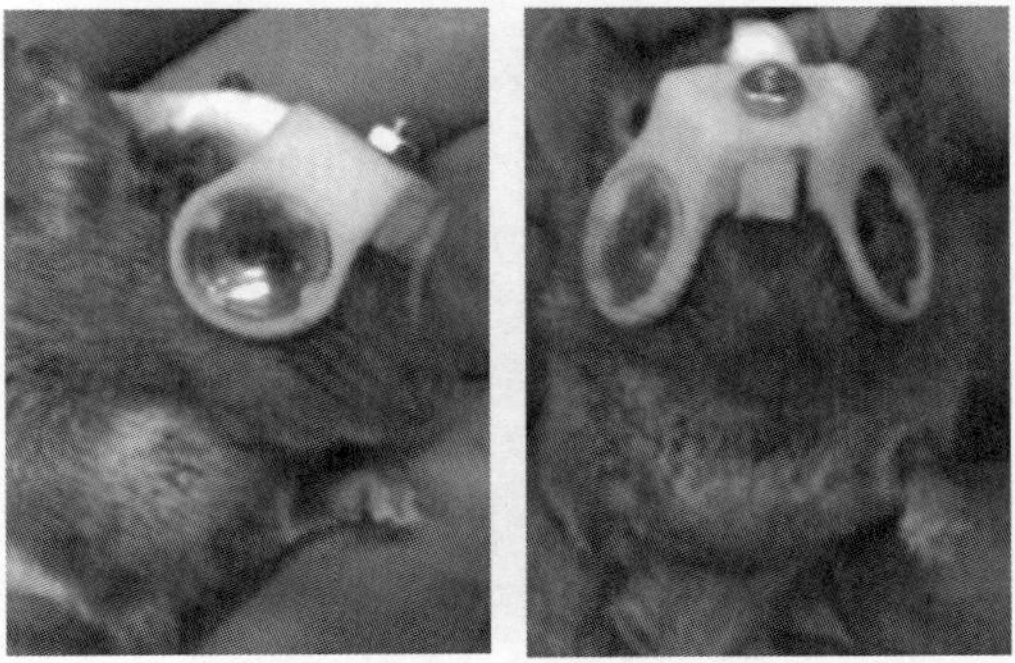

そんなにお金をかけても1個ずつしか作れないのではもったいないと考えた私たちは、100万円でレンズの金型を作ってしまい、あとはいくらでも安価に量産できるような体制を整えていきたいと考えています。マウス用レンズをほかの研究者たちにもどんどん使ってもらうことで、近視研究が世界的に加速していくからです。そうやって近視の論文がどんどん出ればいいと思うのです。

ここまで来ると、近視用デバイスを作るだけでは十分ではありません。その効果を測定するための測定器や測定法の開発もとても重要になります。そこで次に、マウスの眼軸長を測るためのSDOCTという数千万円もする高価な機械を購入しました。あまりに高価なので悩みましたが、清水の舞台から飛び降りる心境で購入しました。

マウスの眼軸長を測る機械としては、先に紹介したマイクロCTもあるのですが、マイクロCTではかなり時間がかかってしまうため、短時間で大量に計測するにはどうしてもSDOCTが必要でした。この機械のおかげでより短期間で実験ができるようになりましたが、研究というのは本当にお金がかかるのだと改めて実感。それでも、**お金をかけるべきところにお金をかけないと、サイエンスは未来につながっていかないのです。**

少し話が近視から逸れますが、オートファジーというタンパク質分解システムを解明した東京大学の水島昇先生は、自分が見つけたオートファジーの分子機構をすべて公開しています。そのおかげで世界のオートファジー研究は大いに盛り上がり、わずか数年でオートファジー研究は世界でもっともホットな研究分野になりました。そして、水島先生の恩師である東京工業大学の大隅良典先生は2016年のノーベル生理学・医学賞を受賞しました！

このように、自分たちが発見したこと、開発したツールなどを世界に向けてオープンにすることは、自分たちが「発見者／開発者」であることを示すことにもなります。歴史を見ると、世紀の大発見と呼ばれるものの中には、最初の発見者があいまいで、何人もが「自分が発見者だ」と名乗りを上げているものが少なくありません。

２００３年にピーター・アグリ博士のノーベル賞授賞式に参加させてもらったことがありますが、そのときのノーベル財団による講演で**「研究は新規性だけでは評価されない。どれだけフィールドを広げたか、社会的インパクトがあるかという点が大事だ」**と話していたことがとても印象に残っています。

私たちが取り組んでいる近視の研究は、新規性があり、社会的インパクトもあると思っています。では、どうすればフィールドを広げることができるでしょうか？　今回の発見をベースにした治療法やグッズを作ることも考えていますが、モデルマウスやその実験手法を開発してオープンにすることも、そのひとつのやり方だと考えています。

もちろん、まずはモデルマウスを使って、バイオレットライトセンサーとその分子メカニズムを明らかにすることが第一。そのメカニズムが分かり、ターゲットが見えてくると、これまでは絶対に不可能だと言われていた「近視を治す薬」の開発に向けて、ドラッグスクリーニングなども可能になるはずです。

【参考文献】
・Cheng CY, Schache M, et al.（2013）『Nine Loci for Ocular Axial Length Identified through Genome-wide Association Studies, Including Shared Loci with Refractive Error』（Am J Hum Genet.）
・Takahiro Yamashita, et al.（2010）『Opn5 is a UV-sensitive bistable pigment that couples with Gi subtype of G protein』（PNAS）
・宮田隆（2006）『眼で進化を視る』（ＪＴ生命誌研究館）

第5章

近視とエイジング〜さらなる仮説

成長と老化の微妙な関係

私は眼科医ですが、アンチエイジングの専門家でもあります。もともとは「ドライアイはエイジング（加齢）による病気」という考えから、ならばその根っこであるエイジングそのものに介入してしまおうと取り組んだのがきっかけでした。実際、重度のドライアイだった私自身、徹底したアンチエイジングを行ったところ、ドライアイが改善しています。

エイジングが引き起こす病気はドライアイに限りません。認知症やがん、心疾患、生活習慣病など、明らかに加齢と関わりが深い病気は当然のことですが、ほかの**さまざまな病気にもエイジングが関わっている**と考えられています。

最近では、エイジングへの介入が網膜や緑内障の治療にも使える可能性が出てきました。となると当然、「近視も？」と考えたくなります。

図5-1 成長と老化の関係

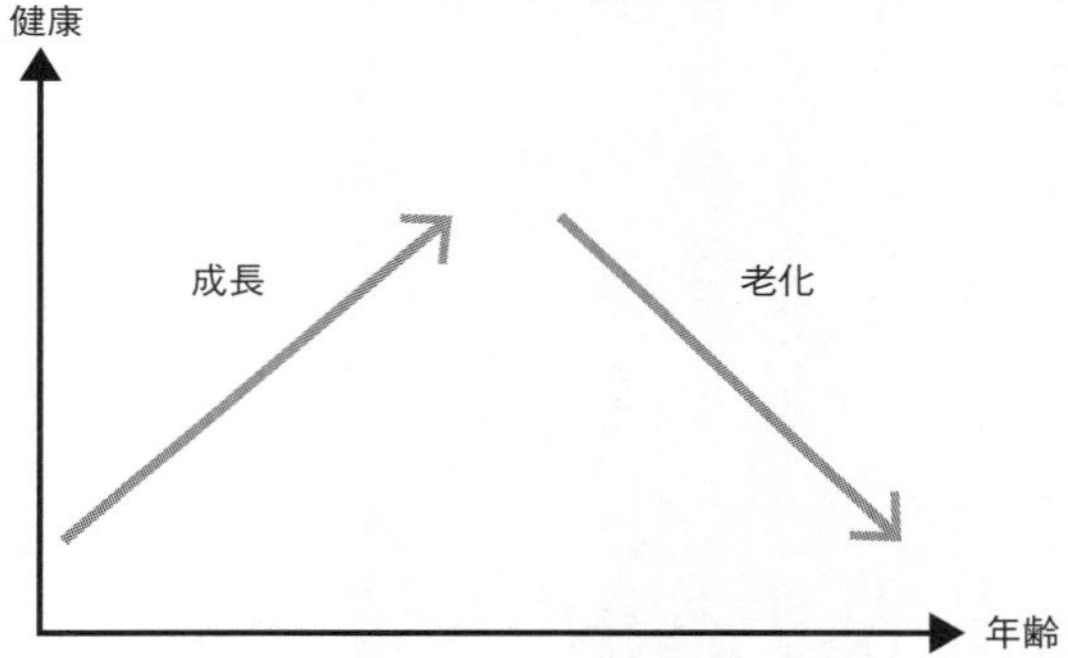

成長と老化は相反するものではなく、どちらも同じような分子メカニズムにコントロールされていることが分かってきた。ある時期までは「成長」として働き、ある時期以降は「老化」としてあらわれる

近視は成長期の病気と考えられているので、「エイジングは関係ない」と誰もが思っていました。成長と加齢、正反対の現象だろうというのです。しかし、**成長することと歳をとることは、どちらも同じような分子メカニズムによってコントロールされている**ことが最近分かってきました（図5－1）。

成長するということは、タンパク質が作られて、性徴があらわれたり、筋肉が作られたり、体毛が生えてきたりすること。それらは人間の成長のプロセスの中で、ある時間になると起こるように、きっちりとプログラムされています。

おもしろいことに、細胞が死んで老化して

いくプロセスも、同じようにプログラムされているといいます。

老化のプロセスがランダムに起きる現象ならば、ごくまれに1万年くらい生きる人がいてもいいはずです。たまたま老化プログラムが働かなくて、いつまで経っても細胞が元気なままというわけです。しかし、今のところそういう人は存在していません。それはやはり、老化のプロセスがきっちりとコントロールされているからです。


成長と老化という一見正反対に見える現象の両方に関わる物質のひとつに「mTOR(エムトール)」があります。mTORはタンパク質合成にとって重要な物質(転写因子)で、阻害されると女性ホルモンのエストロゲン受容体や細胞小器官のひとつであるゴルジ体でのタンパク質合成がうまくいかなくなり、成長をストップさせてしまいます。ところが、老化という点から見ると、mTORを阻害することはけっして悪いことではありません。

摂取カロリーを7割程度に抑制するカロリーリストリクション(カロリー制限)を行うと、長寿遺伝子のサーチュインのスイッチがオンになり、老化を抑えてくれます。このときmTORが抑制されることがとても重要だと分かっています。

これはきわめてシンプルな話です。食べなければ成長が止まるけれど、老化もしにくくなる、ということ。成長期の肉体でカロリー制限を行えば成長を妨げますが、加齢期では加齢の抑制になるのです。少なくとも、mTORという物質においては、加齢と成長で同じ分子メカニズムが働いていると考えることができます。

このポイントに気づいたとき、私は**「近視というのは異常に眼軸長が長くなることだから、異常に歳をとることだといえる」**と理解しました。成長と加齢が私の中でリンクしたのです。

そういうことならば私の得意分野です。それ以来、近視に対してもアンチエイジング的な視点から見ていこうという発想を持つようになりました。

アンチエイジングに基づく近視治療の可能性

眼軸長が伸びることは、本来、自然な成長であるはずです。しかし、近視になるほど伸びてしまうのは、異常な加齢促進といえます。

先述したとおり、加齢に関わる物質と成長に関わる物質に深い関係があることも分かっています。

ならば、**加齢による疾患を制御するような薬剤が、近視抑制にも役立つかもしれない**と直感的に感じました。

この直感に従い、まずはアンチエイジングに有効だとされる薬剤を使って、眼軸長が伸びることと関わりの深い遺伝子の働きをチェックしてみました。その結果、近視抑制効果があるとされるEGR1が上昇しました。これはバイオレットライトを当てたときとよく似ています。

今回発見したバイオレットライトという光による近視抑制には大いに期待していますが、私が専門とするアンチエイジングという方法でも、まったく新しい近視予防・治療の道が拓けそうなのです。

大人の近視治療には、アンチエイジングが有効？

アンチエイジングを専門とする医師である私は、特に大人の近視の治療に対して、アンチエイジング的アプローチが有効ではないかと考えています。まだエビデンスが十分ではありませんが、「眼軸長の異常な伸展は異常な加齢促進である」という考え方に基づけば、**できるだけ老化させないことが近視の進行抑制になるのではないか**という仮説が成り立ちます。

アンチエイジング的な取り組みとしては、栄養と生活習慣の改善があります。あまりにも現代的な食生活に偏ってしまうのではなく、きちんと運動するなど、もう少し「Be Wildな生活」をすることが近視の進行抑制にも効果的かもしれません。

たとえば真っ白に精製されたお米よりも玄米、野菜はできるだけ皮つき、腹八分目、適度な運動など。これらはアンチエイジング的な生活そのものです。

アンチエイジングと近視の関係では、食事と運動以外にも注目していることがあります。それは、薬剤探索です。

アメリカNIA（国立老化研究所）のラファエル・カボ博士という有名なエイジング研究者は、「The search for antiaging interventions」（アンチエイジングへの介入法を探る）という論文で、アンチエイジングへの効果が明らかな7つの因子を挙げています。

その7つを紹介すると、**①カロリー制限、②断食、③運動、④レスベラトロール、⑤ラパマイシン、⑥スペルミジン、⑦メトホルミン**。

①から③は栄養や生活に関する因子、④から⑦は栄養成分のひとつで、すでにアンチエイジング用のサプリメントとして発売されています。

私たちは今、これらは近視抑制にも効果があるのではないかと考え、ひとつひとつ検証しているところです。この中でも特に注目しているのは⑦のメトホルミンです。

これは、簡単に言ってしまえば、「体に良いことは近視にも効くかもしれない」という発想です。**もしも近視に効かなくても、そういう生活を実践することで損することは何も**

ありません。それほど高度な近視でない方も、ぜひアンチエイジング的な生活を実践してみてください。

ただし、**子どもの場合は、カロリーリストリクションなどのアンチエイジング的手法は成長を妨げる可能性がありますので、取り入れることはおすすめしません**。異常な成長は抑制すべきですが、加齢を抑えるアンチエイジング的アプローチは、正常な成長も抑えてしまう恐れがあります。

アンチエイジング的アプローチが有効なのは近視だけではないようで、これまで全然関係ないと思われていた目の病気にも効果がありそうです。たとえば、網膜色素変性症は進行していくと必ず失明する、日本の視覚障害原因第3位の目の病気です。

この病気は遺伝性、すなわち生まれつきのものですが、生まれたときはまだ失明していません。しかし、20歳くらいで失明してしまいます。つまり「エイジング」に関わる病気ということです。エイジングの関係する病気は私の専門なので、この病気に介入するための研究も始めています。

今までは遺伝子治療以外に網膜色素変性症の治療法はなく、サングラスをかけるくらいのことしか対策がなかったのですが、アンチエイジングのサプリメントなどが進行抑制に役立つかもしれません。

アンチエイジング的アプローチによって、さまざまな眼疾患への治療が、新しい時代を迎えようとしているのです。

メトホルミンによる近視予防

アンチエイジング研究の中でも世界的に注目されているもののひとつに、先ほど紹介したメトホルミンという物質があります。

このたび、FDA（アメリカ食品医薬品局）がメトホルミンでのアンチエイジングの治験を認めました。3000人を対象にした治験は、病気をひとつ抱えた人を探してきて、その人がアルツハイマー病や心筋梗塞など、もうひとつの病気を発症しないようにできるかというものです。そして、メトホルミン投与群の発症率がプラセボ群に対して低かったら、メトホルミンをアンチエイジングの薬として認めようというのです。

そもそも、メトホルミンというのは、１９５０年くらいにヨーロッパに導入されたハーブに由来する物質で、安全性が高く、血糖値を下げる効果があることから糖尿病の薬として50年以上にわたって世界中で使われてきました。

この薬を近視のモデルマウスに投与して近視の進行具合を確かめる実験を行ったところ、近視抑制効果がみごとにあらわれました。まだ2回成功しただけなので科学的な強いエビデンスとは言いにくいのですが、やはり、**アンチエイジングのアプローチは、成長との関わりの大きい近視の予防や治療にも効果がありそう**です。

こうした研究を手始めに、ほかのアンチエイジング薬も近視予防に使えるのではないかと研究を進めているところです。将来的には、この仮説を元に、近視を予防するような薬やサプリメントが登場する可能性はかなり高いと思っています。

【参考文献】

・坪田一男（2014）『成長、発達と老化の微妙な関係』（アンチ・エイジング医学）
・de Cabo R, et al.（2014）『The search for antiaging interventions: from elixirs to fasting regimens』（Cell）
・綾木雅彦、坪田一男（2012）『抗加齢医学の最近の進歩と眼科疾患』（臨床眼科）
・鳥居秀成（2016）『エイジングと加齢眼疾患 エイジングからみた強度近視』（眼科）

第6章

近視の予防と治療に向けて

～今までの近視の矯正と治療

ここまでの章では、近視の基礎知識から最新の近視研究の動向、そして、私たちがバイオレットライトという光の近視抑制効果を発見するまでを紹介してきました。ここまできて、ようやく近視の「治療」「予防」という次のステップが見えてきました。

眼科医ですら近視のリスクを低く評価していましたが、近視の研究が進むにつれてその恐ろしさが分かり、治療と予防への注目度も高まっています。

そこで、ここからは近視の「治療」と「予防」に焦点を当てて話を進めていきます。

メガネ、コンタクトレンズによる近視矯正

近視になると、メガネかコンタクトレンズを使って、遠くでも見えるように矯正します。

近視というのは網膜の手前でピントが合ってしまう現象ですから、凹レンズで屈折率を調整して、ピントが合う位置を後ろにずらすわけです。

メガネはつけたり外したりすることができる反面、汗をかいたときや運動をするときに

ズレることがあり、不便に感じる人も少なくありません。最近ではオシャレのひとつとしてメガネを楽しむ人も増えましたが、化粧が落ちやすいなどの理由からメガネは敬遠されがちです。

近くを見るのにもメガネが必要なほど視力が低い人ならつねにメガネをかけておく必要がありますが、「遠くが見えにくい」くらいの軽度な近視の人の場合、遠くを見るときだけメガネをかけて、近くを見るときにはメガネを外すなど、上手に使い分けることが必要です。

強度近視の人も、できれば遠くを見るときと近くを見るときとで、それぞれにちょうどいい屈折率のメガネを使い分けてもらいたいくらいです。

なぜなら、**遠くを見ることを目的としたメガネをかけたままで近くを見ると、目のレンズを酷使することになる**からです。最近では、スマホやゲームなどのデジタル機器を顔のすぐ近くで見続ける人が多く、そのせいでピント調節がうまくいかなくなる「スマホ老眼」なる症状が問題視されています。強く矯正されたメガネで近くを見続けることは、そうした症状を促進する可能性があるのです。

近視を矯正する方法としては、コンタクトレンズも一般的です。メガネで感じるような不快感がなく、見た目には裸眼と変わらないコンタクトレンズには、メガネでは矯正しきれない屈折異常も矯正できるというメリットもあります。

ほかにも、視野が広い、左右の視力差が大きくても使えるなど、コンタクトレンズならではの良さがいろいろとあるのです。最近では使い捨てコンタクトレンズが普及したことで、洗浄などの手間がなくなり、装着感もさらに良くなりました。

しかし、その一方で、目の中に入れるレンズだからこそ起こる障害もあります。目の形（カーブ）に合わないレンズをむりやり装着したり、長時間連続して使い続けたりすれば、目のトラブルの元になります。

また、直接目に触れるソフトコンタクトレンズは、角膜を傷つけたり、感染症を起こすことが少なくありません。

今、もっとも注目されている「オルソケラトロジー」

新しい治療法として、「ナイトレンズ」とも呼ばれる「オルソケラトロジー」があります。**オルソケラトロジーとは、夜寝ている間に装着することで、角膜の形を矯正するコンタクトレンズ**です。朝起きてからもしばらくは角膜の形が保持されるので、昼間コンタクトレンズをしなくて済みます。

オルソケラトロジーは特殊な形状のコンタクトレンズで、装着すると角膜上皮の中央部分が薄くなると同時に周辺が厚くなり、徐々に角膜がフラットになります（図6－1）。ただし、フラットになった角膜が維持されるわけではなく、しばらく経つと元に戻ってしまうので、毎夜続けなければいけません。

新しいとはいっても実は20年くらい前からある治療法で、日本ではまだ知られていないというのが正直なところですが、平成21年には厚生労働省がオルソケラトロジー用レンズ

図6-1 オルソケラトロジーのしくみ

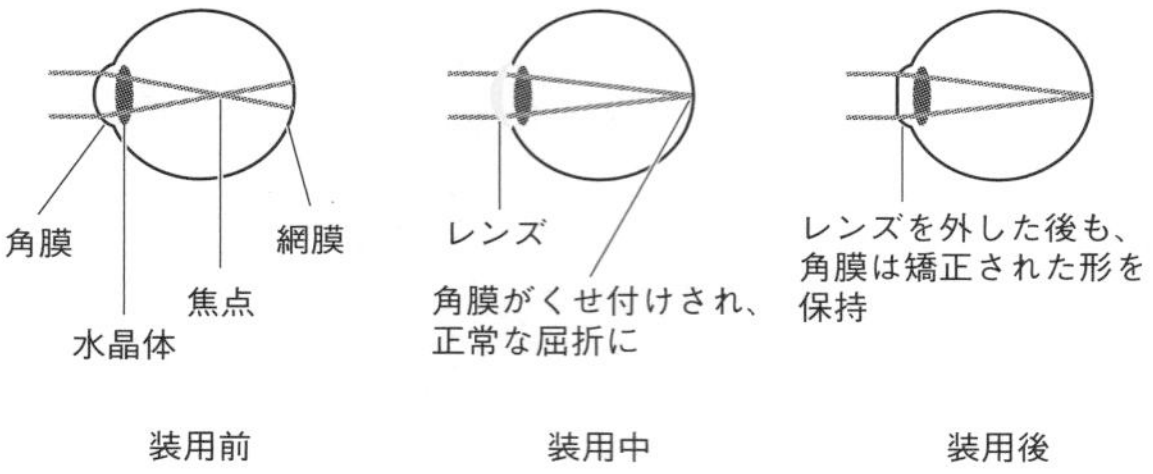

を承認しています。

近年、注目度やニーズが急増するのにしたがってオルソケラトロジーの技術も進化し、**夜間のレンズ装着を数カ月間続けていると、週に４～５日間レンズを使用すれば毎日視力が維持できるようなレンズ**も登場しました。

私が顧問をつとめる南青山アイクリニックでは２００８年からオルソケラトロジーによる近視矯正をスタート。すでに１２００例以上の処方実績があり、角膜専門医による十分な適応検査と診断をしたうえで、視能訓練士がていねいな装用指導を行っています。もちろん、処方後のアフターフォローも万全です（1週間の装用体験も可能です）。

アメリカでは主に子どもに対して使われていて、全コンタクトレンズの15％くらいがオルソケラトロジーになるほど、市場が急拡大しています。ＩＭＣという世界的な近視の学会が開かれた中国でも、オルソケラトロジーはもっとも注目度が高く、広告などもオルソケラトロジー関連の企業ばかりでした。

日本では成人が使用する場合のみ認可されていますが、子どもに使用する場合の安全性について、京都府立医科大学、慶應義塾大学、愛媛大学が治験を進めているところです。遠からず子どもでも安全に使えるようになればと研究を進めています。

ただし、オルソケラトロジーで治療できるのは－４Ｄくらいの近視までで、乱視がある場合は矯正が難しくなります。－６Ｄ以上の強い近視の場合は、そもそもオルソケラトロジーでは矯正できません。

ところが、中国ではオルソケラトロジーをした上からメガネをかけているといいます。－６Ｄだと分厚いメガネをかけなければいけませんが、オルソケラトロジーでせめて－３Ｄくらいにしておけば「普通の近視」になり、普通のメガネでよくなります。

しかも、**中国では、視力を矯正するためでなく、予防のためにオルソケラトロジーをし**

ているという場合がほとんどでした。

中国でコンタクトレンズを新たに処方された子どもの半分くらいが、オルソケラトロジーです。というのも、オルソケラトロジーは近視の予防になると考えられているからです。その原因はまだ明らかではありませんが、予防効果についてたくさんの発表がなされています。高度近視の人にオルソケラトロジーをするというのには、近視をそれ以上進行させないという意味もあるようです。

オルソケラトロジーの近視抑制効果については、角膜周辺の屈折の状態から近視が改善または進行が抑制されていると考えることもできますが、私たちの仮説では、**夜にしかレンズを装着しないオルソケラトロジーでは昼間は裸眼なので、バイオレットライトが目に入りやすい状態になる**ことも影響しているのではないかと考えています。

その場合でも、日中屋外で過ごす時間が短かったり、バイオレットライトを通さないメガネをかけてしまったりすると380㎚の光は入りませんので、せっかくのオルソケラトロジーによる近視抑制効果も半減してしまうことになるでしょう。

意識的に３８０nmの光を受けるような生活をする必要があります。

日本でも、筑波大学の平岡孝浩先生が10歳前後の子どもたち43人を対象に行った疫学調査では、メガネよりもオルソケラトロジーのほうが眼軸長の伸展を抑制し、近視抑制にも効果があったと発表しています。

平岡先生たちはオルソケラトロジーが近視抑制になる理由として、オルソケラトロジーのレンズによって角膜の中心部がわずかに平らになり、きわめて微細な角膜の歪み（高次収差）が生じるからではないかとしています。

本来、高次収差は屈折異常の原因とされるものですが、オルソケラトロジーに関しては高次収差が高まることが角膜中心部のピント調節機能向上に影響しているというのです。

オルソケラトロジーが近視を抑制するメカニズムなどについてはまだ議論の余地がありますが、日本でも今後オルソケラトロジーをする子どもが増えていくことは間違いないでしょう。

誤った情報によるレーシックへの誤解

レーシック手術とは、レーザーを使って角膜の歪みを整え、ピントを合いやすくする手術です。目の手術といってもとても安全かつ簡単で、両眼でも約10分で終わります。

手術は、点眼薬で麻酔をしてから、角膜の表面を薄くスライスして、薄皮の膜を1枚めくったような状態（フラップ）にして、角膜の実質にエキシマレーザーを照射。レーザーの熱で角膜を削って整えたら、きれいに洗浄して、めくった薄皮を元に戻して終わりです（図6－2）。

術後30分もすれば普通に見えるようになります。しかも、そのときにはメガネなしでクリアに見えるのです。私は今までたくさんの患者さんのレーシック手術をしてきましたが、皆さん揃って裸眼で見えることの感動を口にします。

図6-2　レーシック手術の概要

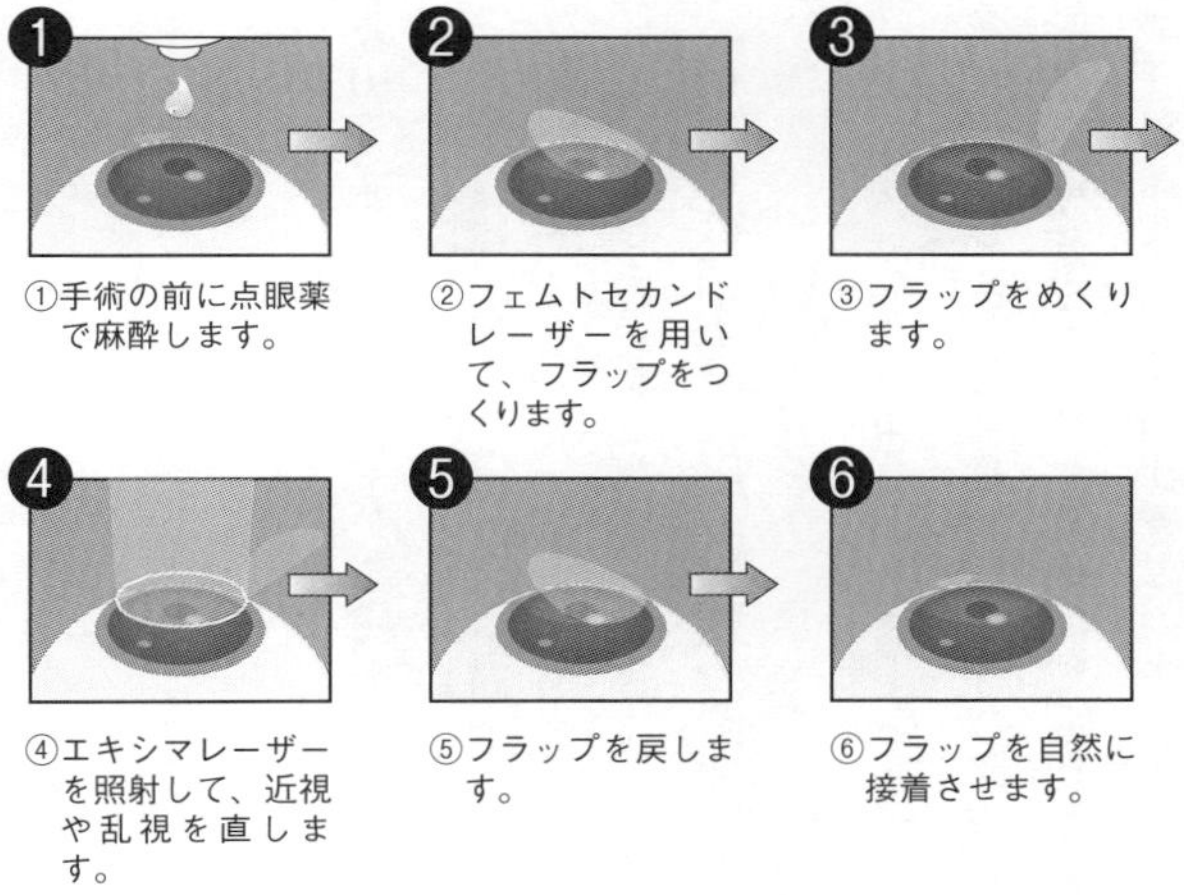

①手術の前に点眼薬で麻酔します。
②フェムトセカンドレーザーを用いて、フラップをつくります。
③フラップをめくります。

④エキシマレーザーを照射して、近視や乱視を直します。
⑤フラップを戻します。
⑥フラップを自然に接着させます。

最近では、レーシックは近視抑制に効果があるという研究成果も発表されました。

レーシックは角膜の歪みをとる手術で、近視の進行とは関係ないように見えますが、京都府立医科大学が行った研究ではレーシックを受けた患者さんの多くがその後近視の進行が止まったそうです。

私たちのバイオレットライト仮説に基づけばこれも納得のいくもので、それまでバイオレットライトを通さないメガネをかけていた人たちが、レーシックを受けてから裸眼で過ごすようになり、バイオレットライトを受けるようになったと考えることができます。

レーシックは安全な方法です

この10年ほどでレーシックの技術はますます進歩し、アメリカでは年間100万件以上、日本でも40万件以上の手術が行われるほど一般的な治療法として認知されつつあります。ところが、一部の医療機関の起こした事件をきっかけに、レーシックの安全性が疑われる事態になってしまいました。

その事件とは、東京銀座の医療機関でレーシック手術を受けた患者さん67名が感染症を起こしたというもので、私のところにも多数の取材がくるなど、たいへんな騒ぎとなりました。しかも、多くの報道は「レーシックは危ない」という伝え方をしました。

手術である以上、感染症が起こるリスクがゼロであるとは言えませんが、きちんとした眼科医ならば感染症を防ぐための対策を万全にしています。実際、私が携わる慶應病院の屈折矯正外来でも、南青山クリニックでも、レーシックによる感染症は一例も起きていま

図6-3　安心レーシックネットワーク

大学病院と眼科専門医の
レーシック

安心LASIK
NETWORK

http://www.safety-lasik.net/

せん。

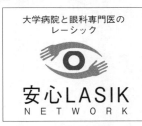

こうした事態を受け、レーシックに取り組む眼科専門医による「安心レーシックネットワーク」を発足（図6－3）。私はその代表を務めています。安心レーシックネットワークは、レーシックを行う高い技術と知識を備えた眼科専門医であること、信頼できるクリニックであることを入会条件としていて、専門医からのお墨付きがなければ会員になることはできません。

レーシックを行う眼科としては、まず感染症や過矯正などの手術によるリスクについて患者さんに十分説明を行うことが不可欠ですし、レーシック手術に適応しているかどうか、事前の検査や診断をしっかり行うところから始まります。手術をすれば、感染症とまではいかなくても炎症が起こることがあるので、手術1週間後には診察と状態観察をきっちりとやる。さらに1カ月後、3カ月後と経過観察をします。ここまでするからこそ安全な手術だといえます。

しかし、事件を起こした医療機関では、手洗いや器具の滅菌、手術室の衛生管理がほとんどされておらず、医師も眼科専門医ではないというひどいありさまでした。そのせいで全眼科医が迷惑をこうむることになったのです。


さらにひどいことに、2013年12月、消費者庁が「レーシック手術により4割が不具合」という発表を出しました。

その内容は、消費者庁で実施したアンケート調査によるもので、レーシックにより、過矯正による遠視、頭痛や吐き気、乱視、ドライアイ、目の痛みなどの不調を訴えている人が4割もいるというものでした。

しかし、内容をよく確認してみると、**アンケートに書かれていたことをそのまま発表したもので、科学的に検証されたものでもなんでもありません。**さらには、アンケートはWEBで実施され、回答者が本当にレーシックを受けたかどうかの信頼性もないものだったのです。

それでも、この報道が人々に与えた影響はかなり大きく、ある日帰宅すると、娘に「レーシックって危ない手術だったの？」と聞かれてしまいました。

その娘自身、20歳になったときにレーシック手術をしていて、安全であることを知っているはずなのにです。

安心レーシックネットワークでも、この件について情報発信をするなどしていますが、いまだにレーシックに対して不安感を抱いている人も多いことでしょう。

しかし、レーシックの安全性については世界中で十分な検証がされており、世界各国から発表された300篇以上の論文、術後5年間の経過観察、治療を受けた約1万3000人の患者さんの満足度などを見ても、その安全性は明らかです。

だからこそ、**アメリカ陸軍・海軍・空軍のパイロット、NASAの宇宙飛行士でもレーシックは認められています。**

パイロットや宇宙飛行士にとって目のトラブルは命に関わる重大な問題です。パイロット本人ばかりか乗客や周囲の人の命も関わるだけに、彼らの健康管理には厳重なチェック項目があり、研究や試験も繰り返し行われています。そのうえで認可されたことなのですから、レーシックがいかに安全であるか、分かってもらえるのではないかと思います。

スマイルという最先端治療

近視矯正や近視の進行抑制にも効果があるレーシックですが、術後ドライアイになりやすいという副作用があります。手術で角膜を切るときに角膜の神経が切断され、神経が再生されるまで一時的にドライアイになるのです。

ところが、新しく開発された**「ReLEx SMILE（リレックス・スマイル）」という治療法は、レーシックに似た手術ながらドライアイになりにくいのが特徴です**（図6―4）。

適応となるのは－3～－8Dくらいの近視の患者さんです。数年前から始まったばかりの治療で、治療を受けた患者さんたちは治療翌日から「全然乾かなくて、すごくよく見え

図6-4 スマイルの概要

Step 1

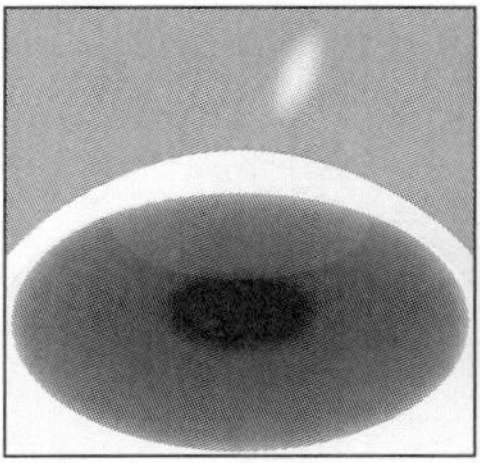

点眼麻酔を行います。

Step 2

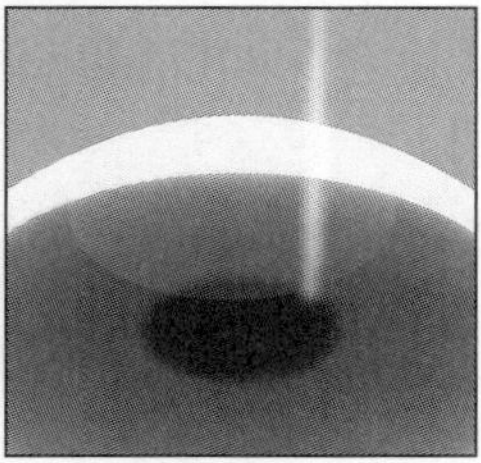

フェムトセカンドレーザーで角膜実質内に薄い切片を作り4mm以下の切開をします。

Step 3

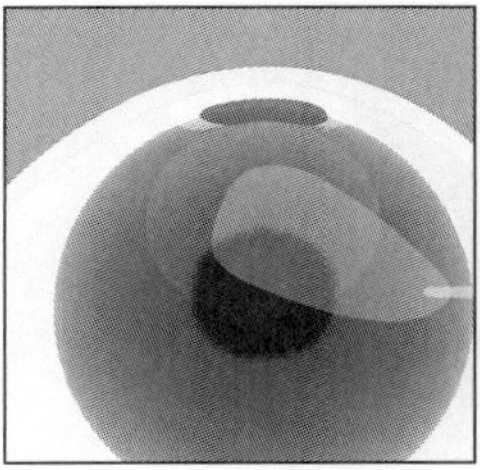

フラップを作らず慎重に切片を角膜内から取り除きます。

Step 4

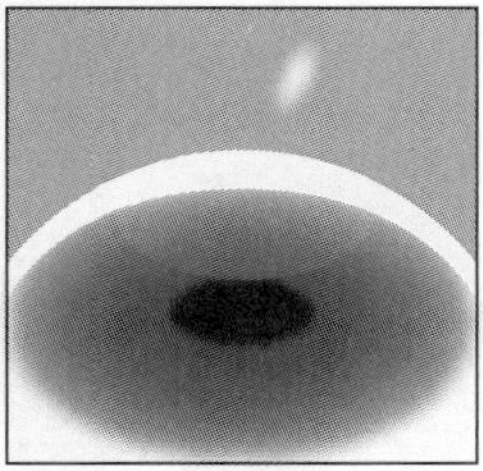

切片を取り除くと近視や乱視の矯正が終了します。

る」と喜んでいます。

レーシックと似ているようで違う方法ですが、角膜手術による近視の治療としては今後が大いに期待できます。

薬剤による近視の予防

近視の治療として、点眼薬が使われることもあります。その中でもよく使われるのがアトロピン点眼薬（ムスカリン受容体拮抗薬）で、調節力を麻痺させ、緊張状態にある毛様体筋をほぐす効果があります。しかし、瞳孔が開いてまぶしい、調節障害、眼圧上昇、口が渇くなどの副作用があるため、0・01〜0・05％という低濃度で使われます。

このアトロピン点眼薬は毛様体の緊張をほぐすものだとされてきましたが、最近では眼軸長が伸びるのを防ぐという報告もされています。日本と同様に近視の子どもが多い台湾では、アトロピン点眼薬を日常的に処方していますが、**低濃度アトロピン点眼を長期間続**

けることで近視進行を抑制する効果があると報告しています。

エビデンスが確かなものとなれば、日本でも低濃度アトロピン点眼による近視予防治療が広がる可能性があります。

しかし、アレルギーによりこの薬を使えない人がいたり、点眼治療を中止した後で近視がリバウンドするという報告もあり、有効な濃度や治療期間についてはこれからも研究が必要でしょう。

アトロピン点眼薬と並んで、昔から使われている薬にミドリン点眼薬（トロピカミド）があります。こちらはピント調節が原因の近視に対して行われる治療ですが、毛様体筋を麻痺させるのは2〜3時間程度で、近視抑制作用は確認されていません。

これらのほかにピレンゼピン塩酸塩点眼薬・眼軟膏、シクロペントラート点眼薬などが使われることがあります。いずれも毛様体の緊張をほぐす薬で、近視抑制の効果が見られる一方で、その効果は一時的で、近くが見えにくくなるなどのデメリットもあります。

軸外収差に着目した治療・予防も研究中

近視の原因は眼軸長が伸びて網膜より手前でピントが合ってしまうことです。しかし、最近では、**網膜の周辺（網膜辺縁部）に遠視性のピントのズレがあることが近視を進行させるのではないか**という考えも出てきました。

光は目の正面だけから入ってくるのではなく、黄斑部の外側からも入ってきて網膜辺縁部で像を結びます。しかし、近視の人はこの部分でもピントが合っていません。

これまでは黄斑部に入ってくる光が網膜できちんと像を結べばいいという考え方でしたから、現在使われているメガネやコンタクトレンズは、目の中心の黄斑部のみを矯正するように作られています。

これに対して、**網膜辺縁部でもピントが合うように矯正するのが軸外収差抑制メガネ（レンズ）です**。中国でこのレンズを使って、近視の子どもに対する臨床試験が行われました。その結果を見ると、両親のうち1人以上が近視の6〜12歳の子どもに対して軸外収差抑制メガネを使ったところ、従来のメガネに比べて30％も近視の進行が抑制されたと報告されています。

網膜辺縁部のピントのズレによる近視進行は、特に子どもにとって影響が大きく、子どものうちに軸外収差抑制メガネなどを使ってこの部分の遠視を矯正することで、その後の近視の進行を抑制できると考えられています。

同様のコンタクトレンズもあり、中国ではコンタクトレンズでも33％の近視進行抑制効果があったと報告されています。

強度近視に対する失明させないための治療

眼軸長が27㎜以上で、－8Dを超えるような強度近視（病的近視）ともなると、たかが近視とは言っていられません。これまで繰り返してきたように、さまざまな合併症のリスクがあるだけでなく、最終的に失明する恐れもあるからです。

しかし、**現在のところ強度近視に対する有効な治療法は確立されていません。**私たちとしては、そこまで進行してしまう前に近視の予防・進行抑制をしたいと願っていますが、すでに強度近視になってしまっているたくさんの患者さんたちを治療し、なんとしても失明を防ぐような治療法も至急確立する必要があります。


日本における強度近視のスペシャリストとしては、東京医科歯科大学の所敬前教授や大野京子教授が知られています。私たち慶應眼科は新しい近視研究という立ち位置ですが、世界的にも認められているお2人をとても尊敬しており、近視研究の先輩としてさまざまなシーンで協力していければと考えています。

大野先生の強度近視研究は、眼球の形に着目。強度近視になる眼球は単に後方に引き伸ばされているだけでなく、微妙に変形していることが問題ではないかという考えから、生体内の眼球の形を見ることができる3D－MRIによる画像解析法を開発しています。

そして、眼球の変形した部分にシート状にした幹細胞を貼り付けるという、再生医療を応用した画期的な治療法を研究中です。この細胞のシートを貼り付けた部分は、歪みが改善されるだけでなく、血管が新生されることから強度近視が改善されます。この研究は、動物実験レベルで成果を挙げつつあります。

超強度近視を矯正できるフェイキックIOL

眼軸長が27㎜を超えるような強度近視の患者さんに対しては、黄斑部の出血や視神経症などの合併症に対する対症療法が中心で、メガネで矯正したり、合併症に対する点眼薬を使うなどの治療しか行われてきませんでした。

そんな中、**近視や乱視が強すぎてレーシックでも手術できないとされてきた患者さんにも可能な治療法として登場したのがフェイキックIOLです。**フェイキックIOLとは、白内障手術で使う眼内レンズ（濁った水晶体を取り除き、置き換える）と同様の素材のレンズを埋め込む手術で、水晶体を摘出して置き換えるのではなく、水晶体の前に装着しま

図6-5 フェイキックＩＯＬの概要

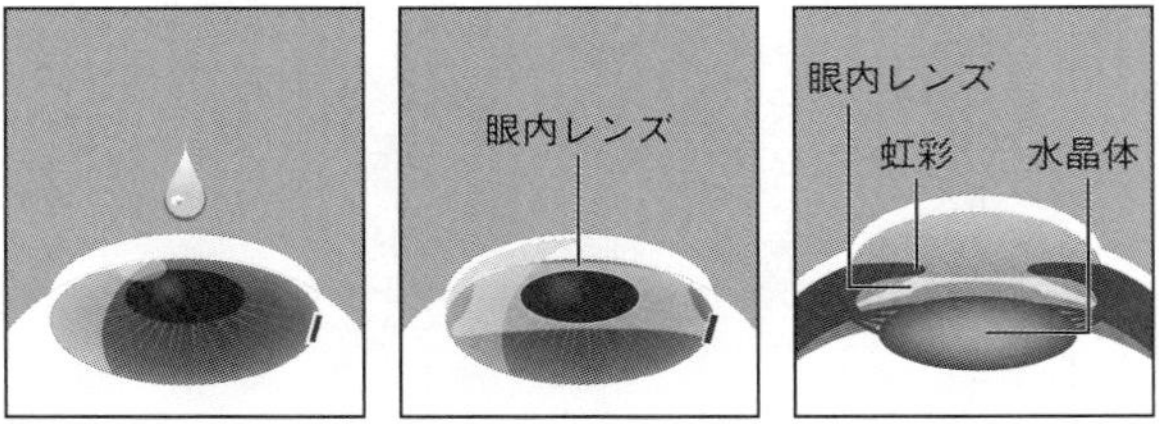

①点眼麻酔をして、角膜を約3mm切開します。

②切開した部分から眼内レンズを眼の中に挿入します。

③虹彩と水晶体の間に眼内レンズをインプラントします。

す（図６－５）。このレンズを入れると、術後すぐに視力が戻るので、レーシック同様治療を受けた患者さんたちにはたいへん喜ばれます。

強度近視の患者さんたちは、目の前10㎝ほどでさえ見えない状態なので、災害などでメガネが壊れてしまったりするととても困ってしまいます。

実際、２０１１年３月の東日本大震災の後はフェイキックＩＯＬを希望する患者さんが増えました。そのような患者さんたちと出会い、強度近視の治療がいかにたいせつかと痛感しました。

フェイキックＩＯＬ用のレンズといっても数種類あります。その中でも非常に強い強度近視でも対応できるのがプラスチック製のレンズで、角膜と水晶体の間にある虹彩と呼ばれる薄い膜に引っかけるようにして挿入する「前房型」というタイプです。

このタイプは虹彩に傷をつけて危険だという意見もありましたが、２０００年にはアメリカで長期安全性に関する報告が出され、２００４年にアメリカＦＤＡの承認を受けるなど安全性が確認されています。

私たちもこのレンズの安全性を十分に確認したうえで（自らヨーロッパまで行き、開発者に直接会って、納得できるまで説明してもらいました！）、日本で初めて取り入れることにしました。日本で導入するにあたり、東洋人でも安全かどうかを臨床試験で確認し、論文も発表しています。

そして、両国眼科で国内初となるプラスチックのレンズによる超強度近視の治療を始め、南青山アイクリニック、慶應眼科でも導入し、以来何百例という治療を行っています。

しかし、第3章でも紹介しましたが、**このプラスチックのレンズは380nmの光を透過しない**ことが私たちの研究により明らかになっています。その点、シリコン製のレンズは３８０nmの光を通すことが分かっていて、ヒヨコを使った実験でも眼軸長が伸びていませんでした。

今後は、フェイキックＩＯＬのレンズ選択の基準のひとつとして、３８０㎚の光を通すかどうかといった点も考慮していければと考えています。

薬剤を使った強度近視の治療

近視による合併症には、主に、網膜剝離、網脈絡萎縮、網脈絡出血、網膜の分離、黄斑部の浮腫という5つがあります。これらに対しては、最近になって効果的な薬剤がいくつか開発されています。

とはいえ、**現在病的近視に対して唯一認可されている抗ＶＥＧＦ抗体を用いた注射による治療は、新生血管を退縮させることのみに有効で、強度近視に伴うその他の合併症は元には戻りません。**

そのまま失明してしまうことも多いことから、強度近視は失明原因の第5位にまでなっているのです。

だからこそ、合併症が起きる前に止めたいのです。

強度近視に対する抗VEGF抗体治療薬は、以前から加齢黄斑変性に使われていた薬ですが、強度近視の合併症に対しては最近認可されたばかりです。ですから、それまではほとんど何も治療されていなかったといえます。

近視の人はこんなにもたくさんいますが、まだ多くの人が合併症や失明に至らずに近視が止まっています。ですから、多くの人は近視に対してあまり危機感を抱いていません。

しかし、近視の患者数が増えるにしたがって、大人になっても近視の進行が止まらずに失明に至ってしまう人が確実に増えています。しかも、どんな人が大人になっても近視が進み失明してしまうのか、強度近視のメカニズムはほとんど解明されていません。

メカニズムが分からないうちは治療も難しいのですが、バイオレットライトをきっかけに近視のメカニズムを解明して、強度近視の治療法確立にもつなげたいと思っています。

【参考文献】

・Stone RA, et al.（2011）『Image Defocus and Altered Retinal Gene Expression in Chick:Clues to the Pathogenesis of Ametropia』（Investigative Ophthalmology & Visual Science）

・Mingming M, et al.（2014）『Wnt Signaling in Form Deprivation Myopia of the Mice Retina』（PLOS One）

第7章

近視は予防できる！

近視研究会を発足

近視の予防と進行抑制が人類にとって重要課題であるということはもちろん、近視予防に役立つ方法が科学的に分かってきているということもあまり知られていません。

このような状況に危機感を抱いた眼科医たちが中心になり、2015年に近視研究会を発足しました（図7－1）。研究会発足にあたっては、近視研究で数々の成果を挙げている京都府立医科大学の木下茂先生が顧問を務めてくれていますし、軸外収差コンタクトレンズの研究などで知られる大阪大学の不二門尚先生が副代表に就任しています。世話人の顔ぶれだけを見ても、慶應眼科の栗原先生や鳥居先生など、「近視研究といえば」というスペシャリストが名前を連ねています。

近視研究会では、研究者や医師たちが協力して近視のメカニズムの解明、予防・進行抑制・治療方法の開発に取り組むとともに、近視に効果があるとされる生活習慣などのエビ

図7-1 近視研究会WEBサイト

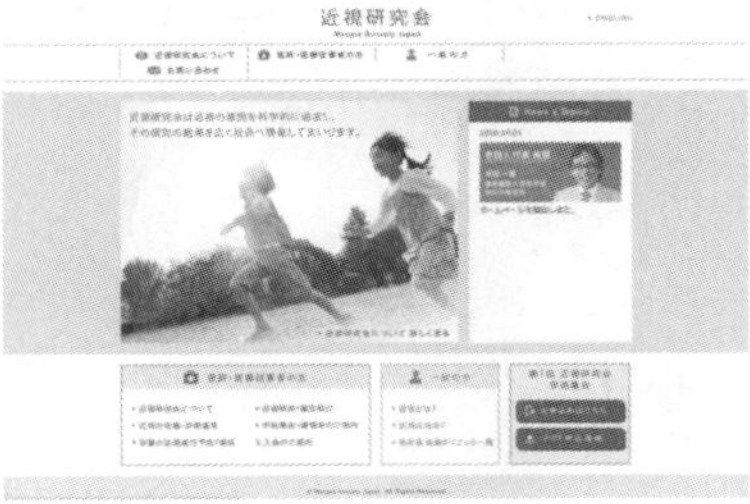

http://myopia.jp/

デンス構築も手がけていきます。

また、改めて近視の定義と診断基準を作りました。近視研究会が定めた近視の定義は**「無調節の状態で眼に入る平行光線が網膜の前方で結像する眼の屈折状態。視力障害を伴うものは疾患であり、進行抑制・治療の必要がある」**。

診断基準としては、－0・5D以上を近視として、－6D以上または眼軸長26㎜以上は強度近視としました。今までも一応の基準として眼軸長が使われていたものの、徹底されてはいませんでした。近視の基準として正式に眼軸長を加えたのは初めてのことです。

もうひとつ、研究会のたいせつなミッションとしているのは、**眼軸長の計測を一般化すること**です。現在、眼軸長の計測は、白内障の手術前のみ保険適用となります。白内障の手術をする医療機関ならどこでも計測する機械を持っているはずですが、それ以外の患者さんが眼軸長を計測しても保険点数がつかないので、どの眼科医も実施していないのです。

しかし、これまで繰り返し説明してきたように、近視の病態を正しく理解し、予防や治療に役立てるには眼軸長計測が不可欠です。ですから、少なくとも強度近視において眼軸長を測定することが保険適用になることを目指して、厚労省などに働きかけていきます。

研究会では学術集会や市民向け講習会なども開催し、近視に関する情報ネットワークの構築や周知活動も行います。第1回研究会では、国際眼科学会の会長だったゾウ博士が講演してくれました。また、強度近視研究のスペシャリストである東京医科歯科大学の吉田武史先生もすばらしい講演をしてくださいました。

今までのように、**近視でも矯正すればいいじゃないかという意識のままでは近視は増え続ける一方ですし、社会や患者さんたちを救うことはできません。**

それはドライアイのときもそうでした。当時「目が乾くくらいどうってことない」と思われていましたが、ドライアイによって視力や精神疾患にも影響があることが分かるなど、ドライアイ研究会が果たした役割はかなり大きいのです。

そのときの経験を活かして、近視研究会でも疾患としての近視としっかりと向き合い、社会に貢献していきたいと考えています。

眼軸長測定が一般的な検査になるように

近視は、眼軸長が伸びることにより起こります。しかし、自分の視力は知っていても、眼軸長を知っている人はいません。**視力を測れば近視の進行具合が分かると思っているかもしれませんが、近視の進行を正確に調べるには、眼軸長を計測する必要があります。**

特に重要なのは、今現在の眼軸長を知ることではなく、以前に比べてどれくらい伸びたか。子どもの頃、身体の成長に伴って眼軸長が伸びるのは自然な成長ですが、そのときに眼軸長が伸びすぎることが問題なのです。

しかし、今はまだどの病院でも眼軸長を測れるという状態にはなく、眼軸長を計測している眼科医はまだまだ少ないのが現状です。これは、白内障手術をする患者さんだけしか保険適用にならないというのが主な理由です。

慶應眼科やほかのクリニックでも、白内障手術のとき以外は眼軸長の計測をしてこなかったのですが、まずは私たちの診療現場からということで、眼軸長をきちんと計測する体制を整えることにしました。眼軸長を測定する機器はＩＯＬマスターといいます。そしてこれは、けっして難しい検査ではありません（図７－２）。

私が診察を行っている医療機関やクリニックでは、近視でも白内障でもドライアイでも、すべての患者さんの眼軸長を測ることにしています。

また、安心レーシックネットワークに加入している眼科クリニックにも眼軸長を測定するようお願いしているので、視力や眼圧の検査と同じように眼軸長計測を取り入れるクリニックも徐々に増えてきました。

図7-2　IOLマスターでの眼軸長測定の様子

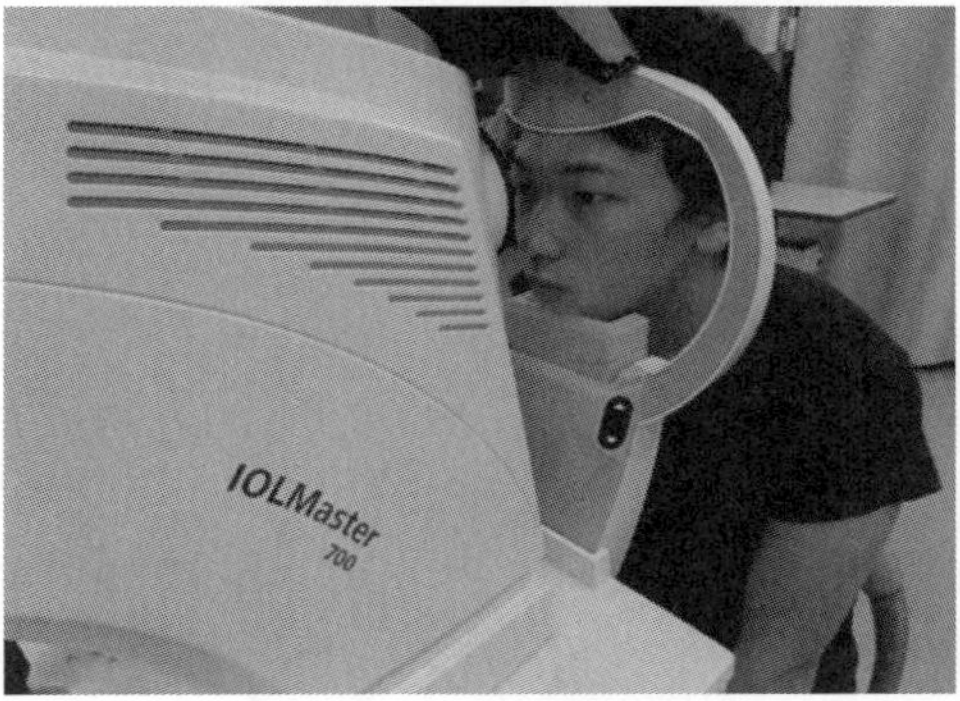

近視の予防、治療への意識が高まるのに合わせて、眼軸長を測ることが一般的になる日は遠くないと思っています。

「近視は予防できる」を常識に

これまでは眼科医の間でも「近視は予防できる」とは認識されてきませんでした。しかし、これ以上近視の人が増えることは、人類の危機ともいえます。なんとしても、これ以上近視の人が増えないように、予防しなければいけません。

今のところ、唯一確かだとされている予防法は外で遊ぶことです。ただし、毎日2時間も外で遊ぶとなると、小さな子どもでもない限り現実的ではありません。もし可能だとしても、380nmのバイオレットライトを通さないメガネやコンタクトレンズをしている場合、私たちの仮説に従うならば近視抑制の効果はなくなってしまいます。

となると、**しっかりとバイオレットライトを目に入れる生活習慣がたいせつになります**。その具体的な方法については後述しますが、まずは、眼科医をはじめとした医療者、学校の先生、保護者の皆さんが「近視を防ぐためにも積極的に外で遊ぼう！」という意識を持つことから始めなければなりません。

近視を予防するうえでたいせつなことは、バイオレットライトだけではありません。外遊びほどのエビデンスはありませんが、生活習慣の中にはいくつもの近視予防に役立つとされるものがあります。

ここでは、近視研究会が作成した「学童の近視進行予防7項目」を紹介しておきます。ぜひこれからの生活に取り入れてください。

1　1日にできれば2時間は外で遊ぶようにしましょう。

2　学校の休み時間はできるだけ外で遊びましょう。

3　本は目から30㎝以上離して読みましょう。

4　読書は背筋を伸ばし、良い姿勢で読みましょう。左右どちらかが本に近い状態にならないよう、均等な距離になるようにして読みましょう。

5　読書・スマホ・ゲームなどの近業は1時間したら5分〜10分程度は休み、できるだけ外の景色をみたり、外に出てリフレッシュしましょう。

6　規則正しい生活（早寝早起き）をこころがけましょう。

7　定期的な眼科専門医の診察を受けましょう。

※近視研究会作成（http://myopia.jp/prevention/）

第8章

家庭でできる近視予防

近視かな？と思い始めたら

子どもの近視予防では、視力検査で０・７とか０・６などと言われた近視のなり始めが特にたいせつです。視力が０・６以下で学校の授業に支障があるためにメガネをかけているならば、すぐにでも、放課後や週末など、学校がないときにはメガネを外して屋外で過ごすようにしましょう。

子どもというのはもともと遠視ぎみなので、屈折がマイナスまでいかなくても眼軸長が伸び始めている可能性があります。

最近では、＋１Ｄくらいならもうすでに眼軸長が伸び始めており、そこからどんどん近視が進むことは間違いないとも言われています。こうなったら、予防のための介入をしたほうがいいでしょう。

ですが、そうなる前に、成長過程にある子どもたちの外で遊ぶ時間を長くすることが理想です。小さい子どもが外に出るリスク（事故など）もありますが、しっかり外で体を動かすことは、脳の発達や健全な社会性を育むという意味でもメリットが大きいものです。

外に出て、日光を浴びよう！

日光を浴びることには、近視抑制効果のあるバイオレットライトを目に入れる以外の効果もあると考えられています。

そもそも現代人は屋外で体を動かすことが不足しているので、積極的に日光を浴びること、運動不足を解消することのたいせつさについては、改めて意識する必要があります。

北欧では冬になるとうつ病が増えますが、それは光不足が原因だと言われています。光が生物に与える影響についてすべてが明らかになっているわけではありませんが、光を浴びていないと、生き物は不調になってしまいます。そのひとつとして近視があるのかもしれないのです。

一方、**日光を浴びる害として、日焼けや皮膚がんのリスクが挙げられますが、そのリスクを強調しすぎるあまり、外に出て太陽光に当たる時間が減ってしまった弊害はあまりにも大きい**と感じています。科学が進んだ現代だからこそ、皮膚への影響を軽減しつつ、適量の紫外線に当たれるような方法を考えていく必要があると思っています。

できれば毎日2時間外で遊んでほしいのですが、現実的にそれは可能でしょうか？　ちなみに、眼科医によって「1時間でいい」「1週間で10時間」など、基準とする数字は異なりますが、私はオリンダ・ジョーンズによる論文が「1日2時間以上外で遊んでいる子どもは両親が近視でも近視にならなかった」というエビデンスを示していることから、2時間を採用しています。

とはいえ、年齢が上がるほどバイオレットライトの透過率が下がり、光を浴びたというシグナルを脳に伝えにくくなるので、大人はもっと長い時間光を浴びる必要があります。私など、20代の人に比べて1／3程度しか透過しないので、3、4時間くらいは外で過ごさないといけないことになります。

ただし、近視抑制に効果があるとされるバイオレットライトを、目のどの部分で受けると効果があるのか、その詳細までは分かっていません。もしかしたら水晶体そのもので受け取っている可能性もあり、そうなれば透過させる必要はありません。

2時間外で日光に当たることがたいせつなのであって、体を動かさなくてもいいという報告もあります。なのでまずは、**とにかく屋外で過ごし、日光を浴びること**です。また、外の光環境はとても強いので、直射日光でなくて構いません。むしろ、子どもたちが外で遊ぶときにはツバのある帽子をかぶるなどして、直射日光を避けるのが良いでしょう。

もっとバイオレットライトを浴びるには？

問題は、1日2時間もどうやって外で遊ぶかです。近視が急増している国では、タワーマンションのような環境に住んでいる人が特に問題だとされています。

シンガポールとオーストラリアの疫学研究でも、近視の多いシンガポールの人たちはタワーマンションに住んでいました。そういうマンションにはフィットネスルームが併設されているので「運動はしている」と考えられますが、屋内で泳いだり走ったりしても380nmの光は届きません。そのような場合、380nmの光を透過するガラスをマンションに使用するという方法が将来的にはあるでしょう。

一般家庭で使用されているガラスにも、380nmの光を通すガラスと通さないガラスとがあります。私たちは、360nm以下の紫外光は防ぐべきと考えていますから、**UVカット効果のあるガラスの中でも360nm以下の光は防ぎつつ、380nmの光は通すガラスが理想的です**。

ちなみに、健康のためにはビタミンDの生成を促す320nmの光も必要ですが、こちらは1日に10~30分程度浴びればいいので（諸説ありますが）、家のガラスまで変えることはありません。

かくいう私も、この点にはあまり注意を払っていませんでした。おかげで、我が家の5人の子どもたちのうち、第1子から第3子までが近視です。第4子と第5子は近視にならなかったのですが、上3人が小さい頃はマンション暮らしで、下2人が小さい頃には一軒家を建てて暮らすようになっていました。一軒家では庭に出たりして外で遊ぶ機会が増えます。こんなことも、子どもたちの近視に影響していたのかもしれません。

読書は良い姿勢・環境で

子どもの頃、「本に目を近づけて読むと、目が悪くなる」とよく言われたものですが、実際にこの点について調べた研究によれば、本と目の距離が近いと近視になりやすいと報告されています。**本に限らず、長時間近くを見続ける（近見作業）ことは明らかに近視を増やす効果**があります。

その理由としては、本との距離が近いほど網膜後方への焦点誤差が大きくなるためだと考えられています。

しかも、よく本を読む子は外で遊ぶ時間が少なくなる傾向にあり、バイオレットライトを浴びる時間が減るためにさらに近視になりやすくなるはずです。

また、「暗いところで本を読むと目が悪くなる」ともよく言われますが、これについては部屋の明るさと眼軸長との関連を調べた研究があります。3段階の明るさの環境で育てたヒヨコの眼軸長がどれくらい伸びたかを調べたところ、もっとも照明が暗い環境で育てられたヒヨコの近視化が見られ、眼軸長ももっとも伸びていました。

こうしたことから、**近視を予防する読書のしかたとしては、できるだけ本と目の距離を離し、明るい環境で読む**ことだといえます。そして、しばらく読書をしたら、外に出て体を動かしたり日光を浴びたりする。逆に、暗い部屋で、寝ながら本を読むのがいちばんいけない。

寝る前にベッドの中で本を読むと、本の内容によっては交感神経を優位にして、眠りを妨げてしまう可能性もあります。安眠と健やかな成長のことも考え、ベッドでの読書は控えるほうが賢明です。

勉強机はどこに置くべき？

読書環境とも似ていますが、**机に座るときの姿勢も、近視の予防にはたいせつ**だと考えられています。

机に対してまっすぐに座らず、片方の目だけを机に近づけるようにして座っている子どももいますが、そのような子は近づけているほうの目の眼軸長が長くなり、近視をさらに悪化させることになります。

そうならないように、背筋をまっすぐ伸ばして座り、両眼でしっかりと机の上の本などを見るようにすることがたいせつです。

家庭で勉強するときには、机を置く位置も考える必要があります。普通、勉強机は壁に向かって置くことが多いですが、それでは机から顔を上げたときに目を休めることができません。できれば**壁を後ろにして机を置き、部屋が見渡せるようにして座る**のが理想です。

そして、**利き手と反対側にデスクライトを置いて、手暗がりにならないように手元を明るく照らす**こと。そのとき、光源が直接目に入らないよう、調整してください。

デジタル機器は「近視製造器」

子どもたちの大好きな小さな携帯ゲーム機のことを「近視製造器」と呼ぶ眼科医もいるほど、小さな子どもに対するデジタル機器の影響は大きなものです。

携帯ゲーム機は、明るすぎるうえに画面が小さく、これを凝視することになります。30分間ゲームで遊んだ子どもで、ゲームの前後を比較すると、ほとんどの子どもがゲーム後にかなり視力が落ちていました。しかも、一度ゲームを始めてしまうと30分では済みません。そこが怖いところです。

携帯ゲーム機よりも画面の大きなテレビやパソコンも、やはり目を疲れさせ、近視を進行させるリスクがあります。できるだけ大きめの画面で見る時間を区切るなど、できるだけ目の負担にならないようなルールを作ることが必要です。

パソコンをよく使う大人の場合、遠くを見るために矯正したメガネのまま長時間パソコン作業をしているせいで近視を進めてしまうことがよくあります。メガネによって遠くにピントが合うようになっているのに近くばかり見るので、目には相当な負担がかかり、疲れ目やドライアイ、肩こりなどを引き起こすのです。メガネをかけている人ならば、近くを見ることに合わせたメガネを使うことを習慣にするといいかもしれません。

本当はなるべくスマホやゲーム、パソコンとは関わらないような生活をしてほしいのですが、それでは仕事や勉強にならないという人がほとんどでしょう。せめて**デジタル機器を見続けた後は、遠くを見るなどして目を休めるようにしてください。**

生活環境や住環境を点検する

生活環境の中でも近視との関連が大きいのは、照明です。といっても、単に明るければいいのではなく、**部屋の広さや時間帯などに合わせて適切な明るさであること**が重要です。特に就寝時の照明はたいせつで、2歳までの睡眠時の照明の明るさがその後の近視化に影響するという論文もあります。その報告によれば、寝るときの照明が明るい人ほど近視が多かったとのこと。**夜寝るときは暗くして眠ることが近視の予防につながるかもしれません。**

一見すると近視とは関係なさそうな住環境についても、近視と無関係とはいえません。ソーシャルファクターと運動という論文では、近くに大きな公園がある地域のほうが運動率が高く、地域住民の健康度が高いとされています。ちなみに、近くにマクドナルドがある地域はその逆で、運動率が低く、地域住民の健康度も低いのだそうです。

できるだけ日光を浴びて運動するということを習慣化するならば、駅からの距離が遠い学校に通学することも悪くないといえます。

サーカディアンリズムをたいせつにする

40年前に行われた実験から、つねに明るい環境で育てたマウスも暗闇だけで育てたマウスも、どちらも眼軸長が異常に伸びて近視になることが分かっています。これが何を意味するかというと、**正常な成長には、サーカディアンリズムがとてもたいせつ**だということです。

サーカディアンリズム（概日リズム）は体内時計ともいわれるもので、地球上のさまざまな生物が持つ生理現象のこと。ヒト以外の動物や植物、菌類も、約24時間周期の内因性リズムで活動していることが分かっています。そのため、ある時刻になると自然に眠くなり、それに合わせて体温や血圧、ホルモン分泌なども変動するのです。

鳥居先生が行ったサーカディアンリズムの動物実験でも、昼間にバイオレットライトを浴びたほうが近視抑制効果が高まりました。そもそも目の成長は、昼と夜、夏と冬でも違うということが昔からいわれていますから、やはりサーカディアンリズムの乱れと近視の関係はかなり深いと考えられそうです。

また、時間生物学を専門とする綾木雅彦先生が強度近視の人の睡眠調査をしたところ、強度近視の人は睡眠の質が低いことが分かりました。睡眠の質はサーカディアンリズムに左右されるものなので、**正しい生活リズムの人のほうが近視になりにくく、生活リズムが乱れている人のほうが近視になりやすい**ともいえるようです。

綾木先生たちはさらに、子どもの睡眠の質を調査。その結果、近視でない子どもと近視の子どもでは、近視の子どものほうが睡眠の質が低いことを明らかにしました。しかも、近視が進んでいる子どもほどこの傾向は顕著です。

こうしたサーカディアンリズムにとって不可欠なのが光です。**日中光を浴び、夜は暗闇で過ごす。そうすることでサーカディアンリズムが整い、質の高い睡眠や成長を促します。**

ところが、現代社会では暗闇であるべき夜も明るい。特に、夜間にブルーライトが目に入ることが問題で、それによりサーカディアンリズムの乱れた人が増えたと考えられています。

ブルーライトをカットするレンズが普及したことにより「ブルーライトは悪」と考える人が増えましたが、実はそれは間違い。あくまでも、本来あるべき時間帯ではないときにブルーライトにさらされるのが問題なのであって、サーカディアンリズムにとってブルーライトはとてもたいせつな役割を果たします。要は、決められた時間帯に正しくブルーライトに当たることが大事なのです。

ですから、太陽光のない夜間はブルーライトを発するデジタル機器をできるだけシャットアウトして、本来の「光の時間帯」に合った生活をしましょう。それにより近視が予防できるだけでなく、睡眠の質が向上するなど、数々の健康上のメリットもあります。

屋内でバイオレットライトを浴びるには？

小さな子どもでも、毎日2時間屋外で過ごすとなるとたいへんですよね。「なんとしても外に出なければ！」ということがお母さんやお父さんの精神的負担になってしまうこともありうるので、私たちは屋内にいてもバイオレットライトを浴びられるような照明器具を開発中です。

それは、**380㎚のバイオレットライトを発するLEDライト（屋外環境光LED）を使ったデスクライト**です（図8－1）。勉強するときに適しているといわれる明るさが500ルクスくらいなので、開発中のライトもそれくらいの明るさにしています。

メガネのままバイオレットライトに当たるには？

せっかくバイオレットライトの出るライトを使っていても、メガネやコンタクトレンズを使っているとバイオレットライトが透過してきません。

最近では、度の入っていない伊達メガネをファッションでかけている人も多いそうですが、伊達メガネもバイオレットライトをカットします。「目を保護するため」とかけているサングラスは、紫外線から目を守ってくれるものの、３８０㎚のバイオレットライトも消してしまいます。

そこで、**バイオレットライトを透過するメガネ**をＪＩＮＳと共同で開発中です。（図８−２）。また、**メガネの中にバイオレットライトの光源を内蔵していて、メガネをかけながらバイオレットライトに当たれる「光るメガネ」**も開発しているところです。

【参考文献】
・鳥居秀成、不二門尚（2012）『近視の進行予防は可能か　- Strategies to prevent the progression of myopia -』（眼科）
・鳥居秀成（2014）『近視の原因と予防（特集 屈折矯正 newest：保存療法と手術の比較）』（Oculista）
・綾木雅彦、坪田一男（2013）『ブルーライトは健康によくないか？』（電設技術）
・綾木雅彦、坪田一男（2013）『最近話題になっているブルーライト問題とアンチエイジングについて教えてください（網膜障害とサーカディアンリズムへの影響）』（Geriatric Medicine）
・綾木雅彦、坪田一男（2014）『がん、肥満、高血圧などのリスクを高めるブルーライトが引き起こすサーカディアンリズム障害』（ナーシングビジネス）
・綾木雅彦（2013）『ブルーライトとサーカディアンリズム』（眼科）
・綾木雅彦、坪田一男（2013）『先端的眼科治療　ブルーライト対策：時計としての眼の治療』（メディカル・サイエンス・

ダイジェスト）

・Masahiko Ayaki, Hidemasa Torii, Kazuo Tsubota, Kazuno Negishi.『Decreased sleep quality in high myopia children』（Scientific Reports）

図8-1 開発中のデスクライト

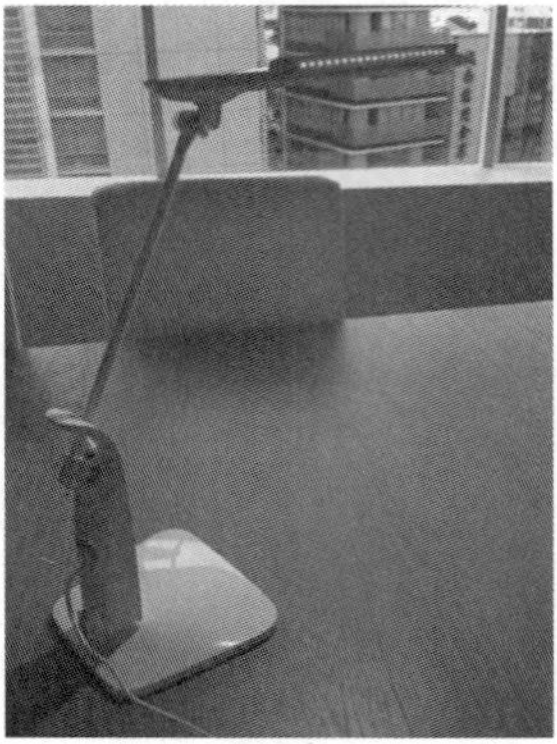

図8-2 バイオレットライトを通すメガネ

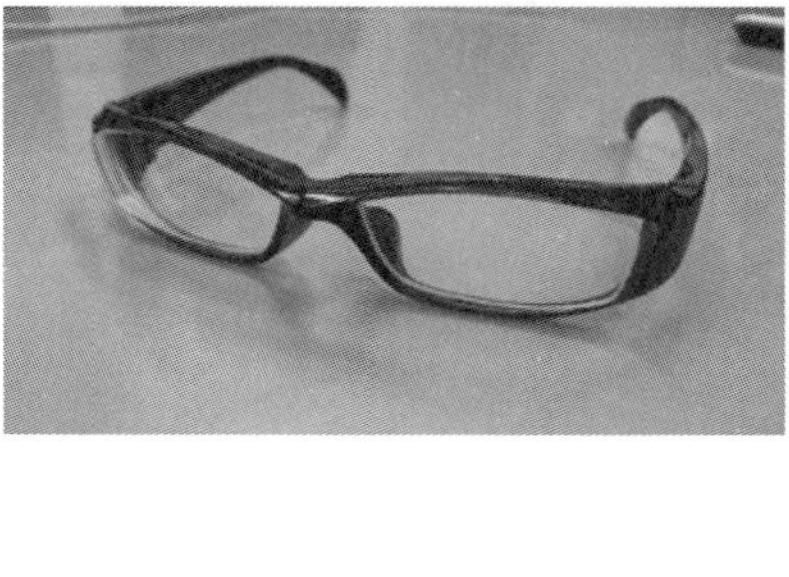

第9章

バイオレットライトで近視を予防するために

近視予防外来を開設！

ここまで見てきたように近視のメカニズムが徐々に解明され、近視の予防や進行抑制につながるとされるさまざまな方法が分かってきました。今は治療困難とされている強度近視も、遠からず治療できるようになるでしょう。

特にたいせつなのは、近視にならないように予防することですが、現状ではエビデンスに基づいて正しく近視を予防するための指導がなされていません。そこで、私が関わる慶應大学病院と南青山アイクリニックでは、近視予防外来を開設しました。

近視予防外来の目指すものは次の3点です。

1　近視にならないよう予防する。

2　近視になったとしても、進行を遅くする。止める。

3　強度近視でも、失明させない。

このような「予防医療」は保険適用外なので、どのようなしくみにすべきか模索しているところです。また、ここまで近視患者が急増している現状を見ると、すぐにでも始めなければいけないと感じています。

バイオレットライト仮説に基づく実践

近視予防の実践としては、バイオレットライト仮説に基づいて次の3つのポイントで指導を行います。

①屋外で遊ぶ時間を増やす。
②屋内では屋外環境光LEDを使う。
③屋外環境光透過メガネを使い、メガネやコンタクトレンズで必要な光を妨げない。

これらは、できるだけ380㎚のバイオレットライトを浴びようという指導ですが、なかなか屋外に出ることができない、外に出てもメガネなどでバイオレットライトを遮ってしまうという人のために、屋内にいてもバイオレットライトを浴びることができるLEDライトや、バイオレットライトを透過するメガネといった商品開発も行っています。

このような動きに賛同してくれる企業もあらわれ、開発中のデスクライトやメガネのほか、バイオレットライトを透過するガラス、コンタクトレンズ、スマホなど、さまざまな製品において「光環境を変える」というコンセプトが導入されようとしています。

今回はバイオレットライトに注目していますが、ブルーライトなど、さまざまな波長の光環境を上手に活用することで、現代社会をより良くしていこうという取り組みが始まりつつあります。

バイオレットライトを取り入れた生活の指導

昭和30年の子どもは1日平均3・3時間も外で遊んでいたそうですが、今の子どもが外で過ごす時間はわずか37分。小学校、中学校、高校、それぞれで見たデータでも、いかに外で遊んでいないかが分かります（図9－1）。

そのような生活習慣が近視増加の一因であると考えているため、近視予防外来では「毎日2時間外で遊ぼう」としています。**2時間外で遊ぶといっても、直射日光にさらされる必要はありません。**バイオレットライトは近視予防にとってたいせつな光ですが、日光には360nm以下の紫外線も含まれており、長時間紫外線にさらされることは皮膚をはじめ健康にとって良いことばかりではありません。

むしろ直射日光は避けるべきで、過ごしやすい日陰にいてもいいですし、帽子もかぶったほうがいいでしょう。

太陽光はとても光が強く、曇りの日ですら2万ルクスもあります。そもそも人間の目は10の10乗というとても広い範囲の光を捉えて、順応することができます。0・01ルクスというかなり暗い環境でも暗順応により徐々に見えるようになりますし、ハレーションを起こした雪山のような10万ルクスの環境でも明順応により見えるようになります。それだけ広範囲の光に対して順応することができるのです。

図9-1 屋外で2時間遊ぶ子どもはなかなかいない！

Q あなたはふだん（学校がある日）、外での遊び・スポーツを、1日どれくらいの時間やっていますか。

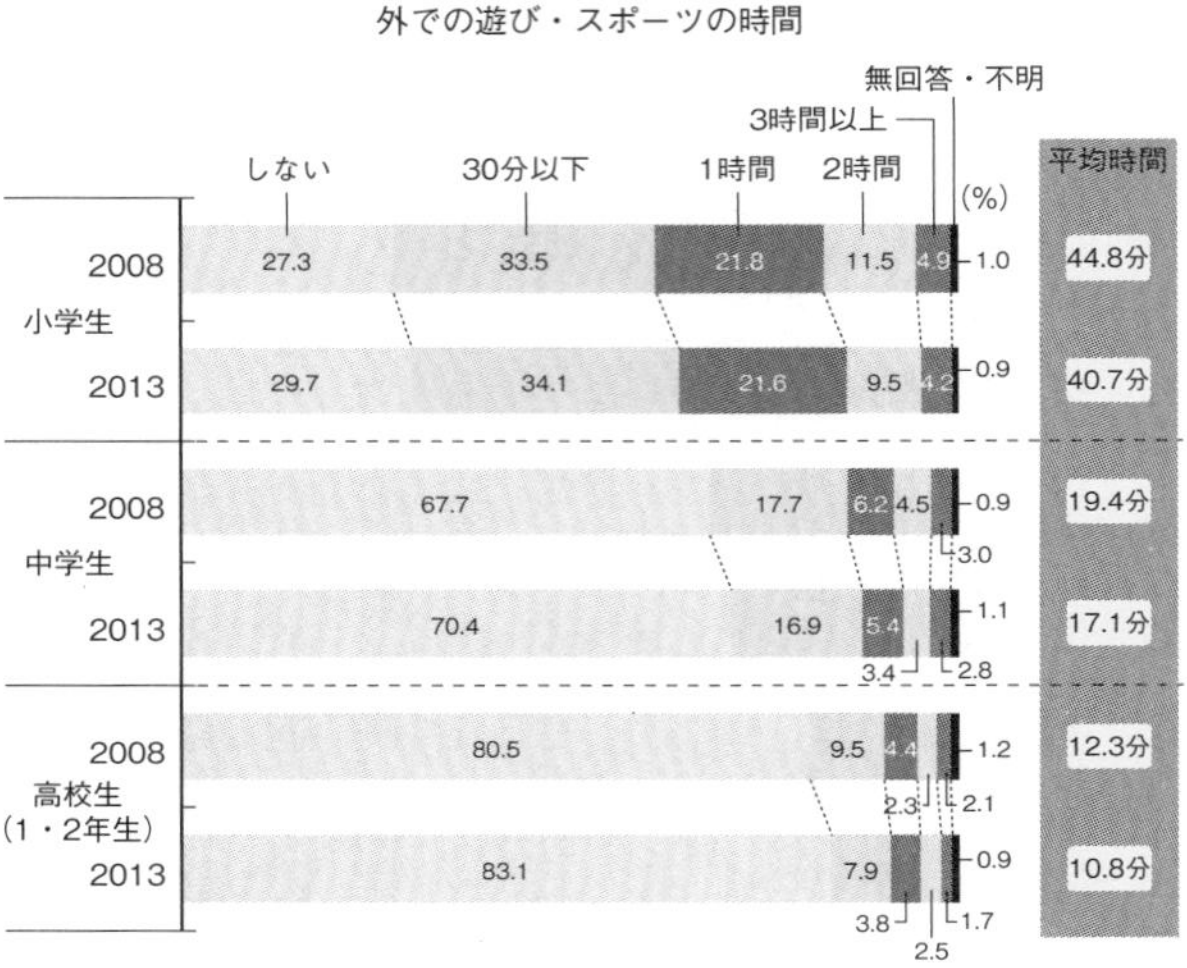

1日のうちの外遊び・スポーツの時間：小学生40分、中学生20分、高校生10分
小学生3割、中学生7割、高校生8割は外でまったく遊ばない・スポーツしない
注：習い事や部活動は除く

「第２回　放課後の生活時間調査・子どもたちの時間の使い方（意識と実態）」ベネッセ（2014）より

曇りの日や日陰でも十分にバイオレットライトの恩恵を受けることはできるので、自分では暗く感じても十分な明るさがありますから、そういった日でも外で過ごすようにしてほしいと思います。

ただし、**380nmの光は夕方になるとぐっと減ってしまいます**。ブルーライトよりさらに波長が短いバイオレットライトは、夕焼けの赤い光の中には入っていません。単純にいうと、バイオレットライトは青い光の中にあります。

外で過ごすのに理想的な時間帯は、朝の10時から午後4時くらい。ただし、その時間はエネルギーが強く有害なUV－Bも多いので、UVケアをしっかりすること、できるだけ日陰で過ごすことなどがたいせつです。

乳幼児がいる家庭では、屋内にいるときでもできるだけ窓際の太陽光を浴びられるところで子どもを遊ばせるようにしましょう。UVケアがされていて380nmの光を透過しないガラスを使っているならば、窓を開けて、太陽光が直接室内に入るようにしてください。

ほとんどの場合、大人になると近視の進行が止まるので、大人にはバイオレットライトは必要ないと考えることもできますが、**大人になってもバイオレットライトは必要**だと私は考えています。

ヒヨコの実験などは成長期の子どもを想定したものなので、大人への影響についてはさらに検証を重ねる必要がありますが、大人の近視については「進行を止める」だけでなく「治る（改善する）」可能性も考えられるので、その点もポイントのひとつとして研究を進めています。

「光のビタミン」を摂取するための指導

屋外活動の指導、バイオレットライト照明やバイオレットライト透過メガネの開発といったことは、新しい「光の指導」だと考えています。こうした流れは、医療界全体で重視されるようになってきました。

これまで糖尿病や高血圧の患者さんを対象とした内科医などが行う食事指導では、総カロリー数や脂質、炭水化物などの栄養素中心に行われてきました。２０１５年から機能性表示食品に温州みかんなどの生鮮品が認められた影響もありますが、最近ではビタミンＣやルテインなどの細かなフードファクターごとの指導がされるようになってきました。患者さん一人ひとりの生活スタイルなども考えつつ、無理せず続けられて、ＱＯＬが高まるような、オーダーメイドの栄養指導も進んでいます。

光の教育でも同じで、今は「明るさ／暗さ」だけが規定されている状況で、学校環境衛生基準でも勉強する環境に適した明るさにしか言及されていませんでした。しかし、**健康・予防の観点から科学的な検証を重ねて、どのような波長の光が健康のために必要かといった指導が必要だと思います。**

そう考えると、３６０～４００㎚は「光のビタミン」だといえるかもしれません。人間は、自分たちではビタミンＣを作ることができないため食物から摂取しています。それと同じように、日常生活の中で失われてしまった３８０㎚の光も、積極的に摂取していかなければいけないのです。

屋外環境光LEDとメガネによる臨床研究スタート

南青山アイクリニックでは、バイオレットライトを発する屋外環境光ＬＥＤを使ったデスクトップスタンドと、バイオレットライトを透過するメガネを使った臨床研究が始まりました。募集人数は40名で、２年間にわたりその効果を測定します。

私自身もこれ以上近視が進まないように、このライトとメガネを使用しています。まずは自分自身で試してみるのが私のポリシーだからです。

このほかメガネだけの治験も大田原の原眼科医院で開始しています。

メガネを使用している人が外で過ごすときにバイオレットライトを吸収できるようにすることが目的です。

食と運動による近視の予防も

バイオレットライト以外の方法でも、第8章で紹介した、読書環境、学習環境、照明の設定など、近視予防に役立つと思われることは積極的に取り入れられるように指導していこうとしています。

そのひとつとして検討しているのが、栄養と運動の指導です。「近視の予防のために栄養指導？」と思われるかもしれませんが、**虫歯や肥満と、近視の進行が関係する**という疫学研究があるのです。

第2章で紹介した疫学調査の中でも、ブラジルの子どもたちへの調査結果がとてもたいせつだと考えています。この調査では、眼軸長が短い傾向の子どもたちには「おやつや果物をあまり食べない」「テレビを見る時間が短い」「むし歯が少ない」という項目が共通していることが分かりました。逆に、「おやつをよく食べる」「テレビをよく見る」「むし歯が多い」という生活習慣を持つ子どもの眼軸長が長い傾向があることも判明しました。

そこで、両親が近視だったり、すでに眼軸長の伸びが分かっているような、近視のリスクが高いと思われる子どもたちには、甘いものの食べすぎや肥満を防ぐことで近視を予防しようと考えています。そのためには、適切な栄養指導や運動のアドバイスも必要になってきます。

第10章

「こどもを近視からまもろう！」プロジェクト始動

バイオレットライトを奪われた現代社会の子どもたち

今どきの子どもたちの生活からは、一昔前に比べて、大幅にバイオレットライトが失われています。

朝起きてカーテンを開けても窓ガラスはUVカット仕様で、バイオレットライトが部屋の中に差し込むことはありません。家を出て学校まで歩いている10分間は太陽光を浴びる貴重な時間ですが、メガネやコンタクトレンズをしていたらバイオレットライトを得られません。

学校の教室で使われている電球や蛍光灯にはバイオレットライトが含まれていませんし、教室は窓を閉めていることが多いようです。学校によっても違いますが、経済的に余裕がある家庭の子どもが通う私立学校などでは、UVカットの窓ガラスを使っていることがほとんどです。

中国の近視研究では、裕福な層に近視が多く、貧困層には近視が少ないというデータがあります。

その結果にはおそらく屋外で過ごす時間の長さも影響しているのでしょうが、私は「富裕層が住む高級マンションの窓ガラスと貧困層が住む家の窓ガラスとの違い」も関係しているのではないかと考えています。

シンガポールの超高層マンションに住む人に近視が明らかに多いのも同じで、高級な高層マンションでは窓ガラスも分厚く、ＵＶカットの高級ガラスを使っているからです。

日本で調べても同じような結果が出るでしょう。富裕層の子どもほどＵＶから守られているため近視が多いのだとすれば、その環境の中で、子どもたちが太陽光に当たれるようにするにはどうすればいいでしょうか？

「こどもを近視からまもろう！」プロジェクト

現代社会を取り巻く環境、子どもたちの生活習慣などが近視の増加の原因であるとするならば、その環境、生活習慣から介入する必要があります。

そこで、私たちは**「こどもを近視からまもろう！」プロジェクトを始動**。文字どおり、子どもたちが近視になることを予防し、大人になってから失明するリスクを軽減させることを目標としたプロジェクトです。

活動の中心となるのはバイオレットライト仮説を基にした近視予防と進行抑制ですが、バイオレットライトに限らず、あらゆる面から近視の予防にアプローチしていくつもりです。

本章は、プロジェクトの一部についてご紹介しましょう。

学校、幼稚園にはバイオレットライトが足りない

子どもを近視から守るための取り組みとして、まず、子どもたちの置かれている光環境について調べてみました。都内の保育園に協力してもらい、教室のエリアごとにバイオレットライトの強さを調査したところ、**近視抑制効果があると考えられるバイオレットライトが入ってくるのは、窓のすぐ近くの太陽光が差し込むエリアだけ**。もうひとつある窓はあまり日が当たらないため、バイオレットライトはほとんど入ってきません。部屋の奥のほうになると、バイオレットライトはゼロです。

屋外であれば、日陰であっても十分バイオレットライトに当たれるのですが、室内においては、日光が直接差し込む窓際でなければバイオレットライトに当たれないのです。今までは「教室では黒板に近い席が良い」とされていましたが、近視のことを考えると「窓に近い席が良い」ということになります。

また、これは私自身の目で見て確かめたことですが、バイオレットライトが当たる部分と当たらない部分、見た目にはまったく違いがありません。蛍光灯がついた室内は、窓際でなくても隅々まで十分に明るいからです。

同じような調査を小学校や中学校、高校でもやったところ、こちらでは窓際でもバイオレットライトはゼロでした。なぜなら、窓ガラスが高級なUVカットガラスだったから。この教室では、どこにいてもバイオレットライトには当たれません。

教室のレイアウトを変えないと、右眼ばかり悪くなる!?

子どもの近視に関する大規模な疫学調査を見てみると、どんなところでも**右眼のほうが近視の割合が高く、左眼より右眼のほうが視力の悪い子どもが多くなっています**。これはもしかすると、教室のレイアウトのせいかもしれません。

右眼のほうが視力の悪い子どもが多い理由としては、「右利きの場合、右眼が教科書やノートに近づきがちだから」という仮説があります。しかし、私たちは今回の調査を通じて「多くの学校の窓が左側にあるから」という新しい仮説を立てました。学校の教室を思い出してみてください。皆さんの学校の教室は、黒板が前にあり、左側が窓ではありませんでしたか？

右利きの人がものを書くときに自分の手が影（手暗がり）にならないようにするための配慮として、左側に窓を配置しているのかもしれません。それはともかく、現実にそのような環境があり、左眼に比べて右眼のほうがバイオレットライトに当たりにくいことが、右眼の近視が多いことに影響しているのではないかと考えたのです。

このような状況を目の当たりにして、大手ガラスメーカーとの共同研究を始めました。近視に大きく影響すると考えられる教室の光環境を改善することを目的とした、**紫外線は防ぎつつバイオレットライトは透過するガラスを開発**するためです。

ちなみに、私のおじいさんは「ツボタ硝子店」というガラス屋さんで、父親もそのガラス店を継いでいました（図10－1）。ガラス屋さんの3代目になったかもしれない私としては、こうしてガラスに関わる仕事ができることを、実はとてもうれしく思っています。

図10-1 かつてのツボタ硝子店

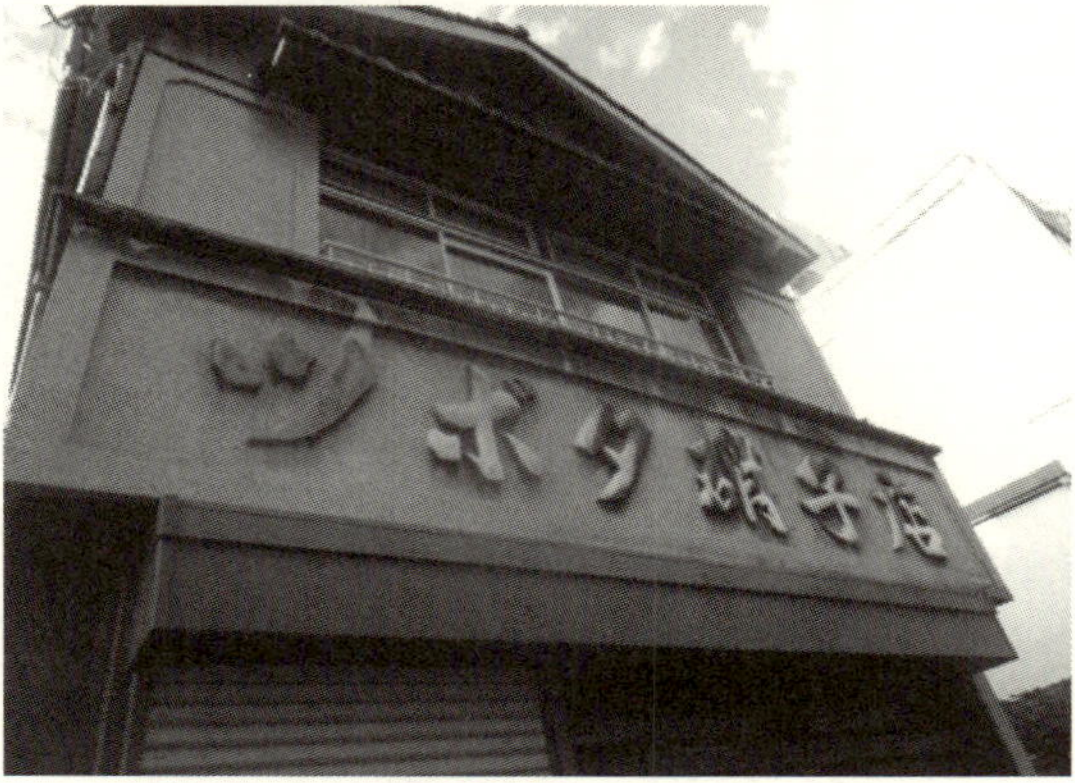

幼稚園、学校などへの指導

教育現場についての先述の仮説に基づき、プロジェクトでは、幼稚園や学校など、子どもたちが長い時間を過ごす場所に対して積極的に働きかけていきたいと考えています。

その下準備として、まずは教室の窓ガラスのUVプロテクションの状況を調べ、そこで学んでいる子どもたちの近視有病率を調べたいと考えています。調べてみないことには結果は分かりませんが、現時点では安価な薄いガラスを使っている教室は有病率が低く、高級な厚いガラスを使っている教室は有病率が高いのではないかと予想しています。

また、近視予防の観点から、外遊びの時間を増やすこと、正しい姿勢で授業を受けることなどを指導することも重要です。

外で遊ぶ機会を増やすために

何度も繰り返しているように、とにかく1日2時間、子どもたちが外で過ごす時間を作ること。このことを近視予防外来などで個別に指導することはできますが、個別の指導だけで近視の子どもを減らすことは困難です。

そこで、「近視の予防のため」という目的だけでなく、もっと広義に「子どもの健やかな成長のため」という視点で、外遊びを広げていけないかと考えています。

近視は異常成長であるという仮説についてはすでに説明しましたが、運動不足と体力低下によって肥満になるように、**運動不足と体力低下によって近視になる可能性も十分に考**

えられます。そこで、近視を予防することは健康になることと同義だということを、眼科医が中心になって広げていく活動をしていきたいと考えているのです。

一方で、私たち眼科医が外で遊ぶことのたいせつさに気づくずっと前から、小児科医はもちろん、脳科学の専門家や教育者たちは外遊びの重要性について気づいていて、数々の疫学研究も行われていますし、ＮＰＯや自治体レベルでの取り組みも進んでいます。

そのような分野と積極的にコラボレーションすることで、外遊びのプロジェクトを活性化していくことができるはずです。

実際、近視の子どもの急増に危機感を抱いたシンガポールでは、外遊び時間を増やすことに国家レベルで取り組んでいます。

日本でも、各領域から子どもの外遊びを促すような情報発信、イベント、啓蒙活動などを行う。そこから疫学研究を展開し、サイエンスとしても発展させていく試みもすでに始まっていますし、さらに大きなプロジェクトとして発展していくことを期待しています。

あらゆる角度から近視予防にアプローチ

第9章で臨床研究をスタートさせたと書きましたが、バイオレットライトを含む屋外環境光LEDライト、380nmの光を透過するメガネの開発は、プロジェクトの一環として行うものでもあります。

こういった製品がより広く使われるようになるためには、健康にとって必要なバイオレットライトが得られるようにしつつ、有害な360nm以下の紫外線は防ぐことが必要です。

また、**現在のUVカット製品は400nm以下の光を一律でカット**してしまっているので、カットするのは360nm以下のUVのみとするように働きかけていきます。そのための「UVプロテクション＋バイオレットライト」マークを作成して、啓発活動を行っていきたいと考えています。

さらには、近視予防に効果的な食品の開発も考えています。

近視の分子メカニズムが明らかになれば、近視に関わる遺伝子に働きかけるような成分が見つかるかもしれません。たとえばメトホルミンのような近視進行を抑制する可能性のある成分を効率よく摂取することができれば、予防や治療に役立つでしょう。

そのような成分を薬やサプリメントとして開発することもできますが、子どもたちが安全に摂取することを考え、特定の遺伝子群を刺激するような食品として開発できないか、その分野の専門家とも相談しているところです。

おわりに

技術の進歩が健康に与える影響

私たち人類の遺伝子は約100万年前に決まり、そのときに最適化されました。半日を明るいところで過ごし、半日を暗闇で過ごすというサーカディアンリズムもこのときに確立したと考えられます。

その頃の人類にとって、食べ物が足りない飢餓状態にあるということは生存確率を著しく下げることであったため、できるだけエネルギーを保持して、脂肪を貯めこみ、数日くらいなら食事を摂らなくても大丈夫なように備えました。

運動についても、1日20㎞程度なら走れる体になっており、むしろそれだけの運動をすることで体の調子を整えていたはずです。さらに、ある程度汚いものを食べても大丈夫な強い免疫力も備わっています。

これらが人類が最適化された状態だったはずですが、現代社会はこれと真逆の環境にあります。

食事はいつでも好きなだけ摂ることができ、肥満や糖尿病などメタボリック症候群が蔓延。鉄道や自動車の普及により自分の足で歩く、走る機会が激減して、足や骨も弱くなりました。そして、とても清潔な環境になったことから免疫系が暴走して、アレルギー疾患が増えました。

この間人類の遺伝子もわずかに変化しましたが、それを上回るスピードで生活環境が変化しました。そのような遺伝子とのミスマッチが、さまざまな疾患の原因になっていると私は考えています。

今回の研究結果にしても、屋外で過ごす時間が減り、**UVから守ろうとしすぎたあまり、人体にとってたいせつなバイオレットライトまで排除したことで近視が増えた**と考えることができます。

人類にとってバイオレットライトは「光のビタミン」。近視の増加は、本来は自然の中で取り入れたものを取り入れられなくなってしまった人類に対する警告かもしれません。

謝辞

近視の本を書くのはレーシック以来です。ちょうど20年前にレーシックを始めたときに「これで近視は治るようになる！」と興奮したのを覚えています。レーシックに加えて今回のバイオレットライト発見のきっかけになったフェイキックＩＯＬやスマイルなどさまざまなすばらしい手術方法が開発されて、近視の屈折部分については確かにほぼ治る時代になりました。

ただ、本文にも書きましたように、近視は緑内障、白内障、網膜剥離、網脈絡膜萎縮などたくさんの目の病気を合併しやすく、ここについての進歩はありません。今回屋外環境で遊んでいると近視にならなくなるメカニズムのひとつを解明し、これを皆さまに知ってもらう機会に恵まれたことは本当にうれしいことです。

やっと近視を予防できる時代がやってきたのです!!　ぜひ読者の皆さまには食事や運動

などのライフスタイルに加えて〝光環境〟についても考えていただき、近視の予防に加えて健康な光環境ライフスタイルを学んでいただければうれしく思います。

今回の本のエッセンスはEBioMedicine誌に掲載されました「Violet Light Exposure Can Be a Preventive Strategy Against Myopia Progression」（近視進行に対しバイオレットライトはひとつの予防戦略になり得る）がもとになっています。

いっしょに研究を行いました鳥居秀成（慶應義塾大学）、栗原俊英（慶應義塾大学）、世古裕子（国立障害者リハビリテーションセンター研究所）、根岸一乃（慶應義塾大学）、大沼一彦（千葉大学）、稲葉隆明（慶應義塾大学・参天製薬）、川島素子（慶應義塾大学）、姜効炎（慶應義塾大学）、近藤眞一郎（慶應義塾大学）、宮内真紀（慶應義塾大学）、三輪幸裕（慶應義塾大学）、堅田侑作（慶應義塾大学）、森紀和子（慶應義塾大学）、加藤圭一（かとう眼科）、坪田欣也（東京医科大学）、後藤浩（東京医科大学）、小田真由美（慶應義塾大学）、羽鳥恵（慶應義塾大学）ほか皆さまには心から感謝申し上げます。

この論文は慶應義塾大学からプレスリリースされ、一時Ｙａｈｏｏ！ニュースのトップにも取り上げられ、NHK「あさイチ」でも紹介されるほど注目されました。

2年前の近視研究会の発足よりご指導いただいております顧問の木下茂先生（京都府立医科大学）、副会長の不二門尚先生（大阪大学医学部）、石子智士先生（旭川医科大学）、世古裕子先生（国立障害者リハビリテーションセンター研究所）、稗田牧先生（京都府立医科大学）にも心からお礼申し上げます。

20年前よりレーシック、フェイキックIOL、オルソケラトロジーなどの近視治療をいっしょに行っている南青山アイクリニックの戸田郁子先生、三木恵美子先生、井手武先生、福本光樹先生、みなとみらいアイクリニックの荒井宏幸先生、坂谷慶子先生には本当にお世話になっておりこの場を借りてお礼申し上げます。

また、今回バイオレットライト透過メガネの近視抑制臨床研究に多大なご協力をいただいております大田原原眼科医院の原裕先生、原道子先生には改めてお礼申し上げます。

最後になりますが、本書の執筆にあたって最初から最後までお世話になりました牛島美笛様、株式会社メディプロデュースの久保田恵里様、株式会社ディスカヴァー・トゥエンティワンの堀部直人様には心から感謝申し上げ、あとがきとさせていただきます。

ディスカヴァー
携書
178

あなたの**こども**、そのままだと**近視**になります。

発行日　2017年2月25日　第1刷

Author　坪田一男

Illustrator　浜畠かのう
Book Designer　清水佳子

Publication　株式会社ディスカヴァー・トゥエンティワン
〒102-0093　東京都千代田区平河町2-16-1 平河町森タワー11F
TEL　03-3237-8321（代表）
FAX　03-3237-8323
http://www.d21.co.jp

Publisher　干場弓子
Editor　堀部直人

Marketing Group
Staff　小田孝文　井筒浩　千葉潤子　飯田智樹　佐藤昌幸　谷口奈緒美
西川なつか　古矢薫　原大士　蛯原昇　安永智洋　鍋田匠伴
榊原僚　佐竹祐哉　廣内悠理　梅本翔太　奥田千晶　田中姫菜
橋本莉奈　川島理　渡辺基志　庄司知世　谷中卓

Productive Group
Staff　藤田浩芳　千葉正幸　原典宏　林秀樹　三谷祐一　石橋和佳
大山聡子　大竹朝子　井上慎平　林拓馬　塔下太朗　松石悠
木下智尋

E-Business Group
Staff　松原史与志　中澤泰宏　中村郁子　伊東佑真　牧野類　伊藤光太郎

Global & Public Relations Group
Staff　郭迪　田中亜紀　杉田彰子　倉田華　鄧佩妍　李瑋玲
イエン・サムハマ

Operations & Accounting Group
Staff　山中麻吏　吉澤道子　小関勝則　池田望　福永友紀

Assistant Staff　俵敬子　町田加奈子　丸山香織　小林里美　井澤徳子　藤井多穂子
藤井かおり　葛目美枝子　伊藤香　常徳すみ　鈴木洋子　板野千広
住田智佳子　竹内暁子　内山典子　坂内彩　谷岡美代子
石橋佐知子　伊藤由美

Proofreader　文字工房燦光
DTP　朝日メディアインターナショナル株式会社
Printing　中央精版印刷株式会社

ISBN978-4-7993-2041-9

携書ロゴ：長坂勇司
携書フォーマット：石間　淳